【健身气功新功法丛书】

健身气功·易筋经

国家体育总局健身气功管理中心 编

人民体育出版社

图书在版编目(CIP)数据

健身气功·易筋经/国家体育总局健身气功管理中心编. —北京：人民体育出版社，2003（2019.11.重印）
（健身气功新功法丛书）
ISBN 978-7-5009-2434-0

Ⅰ.健… Ⅱ.国… Ⅲ.①气功-健身运动 ②易筋经
Ⅳ.R214

中国版本图书馆 CIP 数据核字（2003）第 027730 号

*

人民体育出版社出版发行
三河兴达印务有限公司印刷
新 华 书 店 经 销

*

850×1168　32 开本　3.625 印张　54 千字
2003 年 7 月第 1 版　2019 年 11 月第 15 次印刷
印数：150,341—153,340 册

*

ISBN 978-7-5009-2434-0
定价：20.00 元

社址：北京市东城区体育馆路 8 号（天坛公园东门）
电话：67151482（发行部）　　邮编：100061
传真：67151483　　　　　　　邮购：67118491
网址：www.sportspublish.cn

（购买本社图书，如遇有缺损页可与邮购部联系）

健身气功新功法丛书
编委会

主　任：黄　鹰（国家体育总局健身气功管理中心主任）
副主任：王国琪（国家体育总局健身气功管理中心副主任）
　　　　邹积军（国家体育总局健身气功管理中心副主任）
编　委：周荔裳（国家体育总局健身气功管理中心特约
　　　　　　　　研究员、人民体育出版社编审）
　　　　黄　伟（国家体育总局健身气功管理中心活动
　　　　　　　　培训部主任）
　　　　丁　东（国家体育总局健身气功管理中心理论
　　　　　　　　宣传部主任）
　　　　石爱桥（武汉体育学院副教授）
　　　　虞定海（上海体育学院教授）
　　　　涂人顺（中国中医研究院西苑医院主治医师）
　　　　杨柏龙（北京体育大学副教授）

参与本书编写人员

石爱桥、项汉平、陈晴、雷斌、王广兰

内容简介

"健身气功·易筋经"是国家体育总局健身气功管理中心组织编创的健身气功新功法之一,由武汉体育学院承担研究任务。本书简要介绍了"健身气功·易筋经"的源流、特点和习练要领,对功法的每一个动作都进行了分解说明,并附有动作要点、易犯错误、纠正方法和功理作用,以利于习练者参考对照,不断提高,起到祛病强身、延年益寿的作用。本书可供健身气功辅导人员及广大健身气功爱好者学习使用。

总　序

党的十六大明确提出了全面建设小康社会的宏伟目标。小康社会不仅体现在经济发展的指数上，更体现在人们的生活水平、生活质量的提高上。因此，大力构建全民健身体系，积极开展全民健身运动，不断提高全民健康水平，是全面实现小康社会的重要课题。

健身气功是以自身形体活动、呼吸吐纳、心理调节相结合为主要运动形式的民族传统体育项目。气功源远流长，汉代《尚书》里就有习练"宣导郁淤""通利关节"的"大舞"或"消肿舞"治病的记载。在湖南长沙马王堆出土的西汉文物中也有多处关于气功的描述。新中国成立后，在党和政府的关心、支持下，气功得到了继承和发展。近年来，在气功发展过程中出现了一些人借机宣扬愚昧迷信和唯心主义，甚至危害社会政治稳定的情况，对此必须引起高度重视，旗帜鲜明地加以反对。同时我们也应看到，气功以其简单易学、动作舒缓、对场地和器材要求不高、健身效果良好等特点，仍然深受广大群众特别是中老年群众喜爱，在推动全民健身运动、满足多元化体育健身需求方面发挥着积极的作用。

新世纪初，如何使健身气功这一中华民族优秀文化传统不断发扬光大、更好地为广大群众强身健体服务，是摆在体育工作者面前一项重大而现实的课题。江泽民同志在庆祝中国共产党成立八十周年大会上的讲话中指出："我国几千年历史留下了丰富的文化遗产，我们应该取其精华，去其糟粕，结合时代精神加以继承和发展，做到古为今用。"正是基于此，在国家体育总局的领导下，按照"讲科学，倡主流，抓管理"的工作总体思路，在广泛调研的基础上，健身气功管理中心决定从挖掘整理优秀传统养生健身功法入手，编创健身气功新功法，积极引导群众开展健康文明的健身气功活动，满足广大群众日益增长的体育健身需求。

编创健身气功新功法工作严格按照科研课题管理办法进行，国家体育总局科教司将其列入总局管理科研课题，群体司使用体育彩票公益金予以资助。为高质量地完成编创任务，国家体育总局健身气功管理中心向全国20所具有气功教学和科研实力的体育、中医院校和科研单位公开招标；并本着"公开、公平、公正"的原则，举行了竞标会。经过激烈角逐和严格评审，武汉体育学院、上海体育学院、中国中医研究院西苑医院、北京体育大学等单位申请的历史悠久、深受广大群众欢迎且具有品牌效应的易筋经、五禽戏、六字诀和八段锦4个功法的研究课题中标。

为做好编创工作，各子课题组进行了数百万字的文献检索考证和广泛的交流研讨，还先后在北京、上海、湖北武当山等地举办了传统功法观摩研讨会。在反复比较、认真吸收传统功法不同流派优点的基础上，对功法基本动作进行了编排，并结合时代精神有新的发展、新的突破。

为检验新功法的科学性和群众接受程度，在健身气功管理中心的统一协调和有关体育行政部门、街道社区的积极支持下，各子课题组分别在北京、上海、河南、黑龙江、江苏等地进行了为期数月的新功法试验。同时开展了科研测试和问卷调查，采集数据数万个，取得了一些有价值的成果。虽然新功法试验的时间很短，但得到了广大群众的热烈响应和积极参与，其强身健体的效果已初步显现。

在"编创健身气功新功法科研课题"结题评审会上，新功法受到了广泛好评。专家学者认为，健身气功新功法具有四个方面的显著特点：一是既吸收了传统功法的精髓，又体现了时代特色，是对中华民族传统文化的继承和发扬；二是博采众长，凝聚了各方面专家学者、各级体育行政部门、相关功法各流派和参加试验群众的辛劳和汗水，是集体智慧的结晶；三是坚持以中西医、体育以及相关现代科学理论为基础，进行了严肃的科学试验，具有较为明显的健身、养生效果；四是动作简单易学，形态优美，群众认可度高。

　　编创健身气功新功法工作已经有了一个良好的开端。国家体育总局健身气功管理中心将在反复试验的基础上不断修改完善新功法，使之真正为广大群众所接受，所欢迎，真正成为推广普及健身气功的标志性项目，在满足群众多元化体育需求、提高全民健康水平方面作出新的更大贡献。

目 录

前　言 …………………………………………（ 1 ）
第一章　"健身气功·易筋经"功法源流 …（ 1 ）
第二章　"健身气功·易筋经"功法特点 …（ 7 ）
　一、动作舒展，伸筋拔骨 ………………（ 9 ）
　二、柔和匀称，协调美观 ………………（ 9 ）
　三、注重脊柱的旋转屈伸 ………………（ 10 ）
第三章　"健身气功·易筋经"习练要领 …（ 13 ）
　一、精神放松，形意合一 ………………（ 15 ）
　二、呼吸自然，贯穿始终 ………………（ 16 ）
　三、刚柔相济，虚实相兼 ………………（ 17 ）
　四、循序渐进，个别动作配合发音 ……（ 18 ）
第四章　"健身气功·易筋经"动作说明 …（ 19 ）
　第一节　手型、步型 ……………………（ 21 ）
　　一、基本手型 ……………………………（ 21 ）
　　二、基本步型 ……………………………（ 24 ）

第二节　动作图解 ……………………（26）
　预备势 ……………………………………（26）
　第 一 式　韦驮献杵第一势 …………（27）
　第 二 式　韦驮献杵第二势 …………（31）
　第 三 式　韦驮献杵第三势 …………（34）
　第 四 式　摘星换斗势 ………………（38）
　第 五 式　倒拽九牛尾势 ……………（42）
　第 六 式　出爪亮翅势 ………………（47）
　第 七 式　九鬼拔马刀势 ……………（51）
　第 八 式　三盘落地势 ………………（58）
　第 九 式　青龙探爪势 ………………（63）
　第 十 式　卧虎扑食势 ………………（69）
　第十一式　打躬势 ……………………（75）
　第十二式　掉尾势 ……………………（81）
　收　势 ……………………………………（86）
参考文献 ……………………………………（90）
附录　穴位示意图 …………………………（93）
后　记 ………………………………………（98）

前　言

　　易筋经是我国古代流传下来，深受广大群众喜爱的一种变易筋骨的健身方法。

　　为更好地体现"取其精华，去其糟粕"的精神，推动健身气功在新世纪的新发展，武汉体育学院参与了国家体育总局科研课题"编创健身气功新功法"的竞标，并承担了"健身气功·易筋经"子课题的研究任务。编创中，课题组首先确立了编创新功法工作的总思路：充分体现传统易筋经的功理、功法，并在继承的基础上丰富和发展易筋经理论，使传统与现代的健身理论及方法相结合，真正做到古为今用、与时俱进。具体来说，就是"健身气功·易筋经"应基本保留传统易筋经十二势精要，在十二势的基础上进行编创；基本沿用十二势原始名称，古朴中体现新意；从健身气功、中医和相关学科知识的角度阐释创编动作的功理、功法、功效等；主要适应人群为中老年，并以不同架势、意守部位、调息次数等变化适应不同年龄层次及不同健康状况人群的需要。

从以上思路出发，课题组首先对传统易筋经的源流和发展进行了文献考证。在有关专家、学者的精心指导下，先后查阅了大量文献史料，寻觅易筋经的源头，挖掘其线索，明确编创框架。随后，课题组在湖北省武当山召开传统易筋经功法交流观摩研讨会，来自全国各地的易筋经不同流派代表和专家学者共48人，进行了认真深入的交流研讨。观摩会上，刘理航、释德虔、井玉兰、张明亮、秦兆虎、杨永、余兆祖、谭大江等不同流派代表作了精彩演示和讲解；同时，课题组成员分别演示和讲解了黄式易筋经功法、武汉体育学院常规教学的易筋经功法及承担课题后初步编创的易筋经功法。在观摩研讨的基础上，课题组又针对易筋经功法素材，对每势功法、功理反复论证和讨论，形成了"健身气功·易筋经"的雏形，并在武汉体育学院等单位开展了初步的教学试验和科研测试。然后根据试验结果和反馈意见，结合中期汇报会上专家学者的意见，对初创易筋经进行了修改完善，最终完成"健身气功·易筋经"的编创任务。

为进一步检验新功法的效果，在对武汉体育学院等单位习练者进行试验的基础上，课题组又在河南省洛阳市5个健身气功活动站点，组织近300人进行了新功法的教学试验。这期间进行的机能测试结果初步显示，"健身气功·易筋经"对习练者的呼吸系统、柔韧性、平衡、肌肉力量均有良好的影响；同时对骨关节病、消化系统和中老年人的常见病症如尿频尿急、头痛头晕、失眠多梦等也有显著康复效应。试验中还要求习练者写练功日记，大部分人认为新功法易学、易练，且练功后精神愉悦，全身舒畅。

第一章 『健身气功·易筋经』功法源流

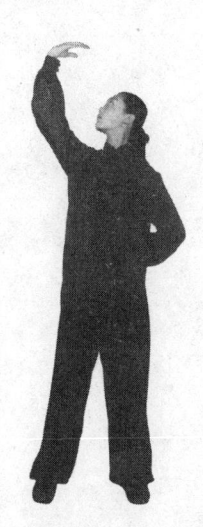

易筋经是我国古代流传下来的健身养生方法，在我国传统功法和民族体育发展中有着较大的影响，千百年来深受广大群众的欢迎。

易筋经源自我国古代导引术，历史悠久。据考证，导引是由原始社会的"巫舞"发展而来的，到春秋战国时期已为养生家所必习。《庄子·刻意篇》中记载："吹呴呼吸，吐故纳新，熊经鸟申（伸），为寿而已矣。此导引之士，养形之人，彭祖寿考者之所好也。"《汉书·艺文志》中也载有《黄帝杂子步引》《黄帝歧伯按摩》等有关导引的内容，说明汉代各类导引术曾兴盛一时。另外，湖南长沙马王堆汉墓出土的帛画《导引图》中有四十多幅各种姿势的导引动作，分解这些姿势可以发现，现今流传的易筋经基本动作都能从中找到原型。这些都表明，易筋经源自中国传统文化。

易筋经为何人所创，历来众说纷纭。从现有文献看，大多认为易筋经、洗髓经和少林武术等为达摩所传。达摩原为南天竺国（南印度）人，公元526年来我国并最终到达嵩山少林寺，人称是我国禅宗初祖。据《指月录》记载："越九年，欲返天竺，命门人曰'时将至矣，汝等盍言所得乎？'有道副对曰'如我所见，不持文字，不离文字，而为道用。'祖曰'汝得吾皮。'尼总持曰'我今所解，如庆喜见阿閦佛国，一见更不再见。'祖曰'汝得吾肉。'道育曰'四大本空，五阴非有。而我见处，无一法可得。'祖曰'汝得吾骨。'最后，慧可礼拜，依位而立。祖曰'汝得吾髓。'"另外，六朝时流传的《汉武帝内传》等小说中也载有东方朔"三千年一伐毛，三千年一洗髓"等神话，这大概就是"易筋经""洗髓经"名称的由来。

在易筋经流传中，少林寺僧侣起到了重要作用。根据史料记载，达摩所传禅宗主要以河南嵩山少林寺为主。由于禅宗的修持大多以静坐为主，坐久则气血阌滞，须以武术、导引术来活动筋骨。因此，六朝至隋唐年间，在河南嵩山一带盛传武术及导引术。少林寺僧侣也借此来活动筋骨，习武健身，并在这个过程中不断对其进行修改、完善、补充，使之成为一种独特的习武健身方式。最终定名为"易筋经"，并在习武僧侣中秘传。

自古以来，《易筋经》典籍与《洗髓经》并行流传于世，并有《伏气图说》《易筋经义》《少林拳术精义》等其他名称。从有关文献资料看，宋代托名"达摩"的《易筋经》著述非常多。当时，张君房❶奉旨编辑《道藏》，另外还有《云笈七签》《太平御览》等书问世，从而使各种导引术流行于社会，而且在民间广为流传"通过修炼可以'易发''易血'"的说法。由此推测，少林寺僧侣改编的易筋经不会晚于北宋。因为，宋代以后的导引类典籍大多夹杂"禅定""金丹"等说法，而流传下来的少林寺《易筋经》并没有此类文句。明代周履靖❷在《赤凤髓·食饮调护诀第十二》中记述："一年易气，二年易血，三年易脉，四年易肉，五年易髓，六年易筋，七年易骨，八年易发，九年易形，即三万六千真神皆在身中，化为仙童。"文中的"易髓""易筋"应与《易筋经》有先后联系。另外，《易筋经》第一势图说即韦驮献杵。"韦驮"是佛教守护神，唐初才安于寺院

---

❶ 宋代道教学者，安陆（今属湖北）人，宋代《道藏》及《云笈七签》的主要修撰者。

❷ 气功家，字逸之，自号梅颠道人，明代嘉兴（今浙江）人。自幼体虚多病，及长而读《道德经》《黄庭》，仔细揣摩其理，精研气功导引，而作《赤凤髓》三卷。

中。因此，易筋经本为秦汉方仙道的导引术，被少林寺僧侣改编于唐宋年间，至明代开始流传于社会，应该没有疑义。

目前发现流传至今最早的易筋经十二势版本，载于清代咸丰八年潘霨辑录的《内功图说》[1]中。总的来看，传统易筋经侧重于从宗教、中医、阴阳五行学说等视角对功理、功法进行阐述，并且形成了不同流派，收录于不同的著作中。

"健身气功·易筋经"继承了传统易筋经十二势的精要，融科学性与普及性于一体，其格调古朴，蕴涵新意。各势动作是连贯的有机整体，动作注重伸筋拔骨，舒展连绵，刚柔相济；呼吸要求自然，动息相融；并以形导气，意随形走；易学易练，健身效果明显。

---

[1] 元·邱处机等编著、清·潘霨辑：《颐身集·内功图说》，人民卫生出版社，1982。

第二章 『健身气功·易筋经』功法特点

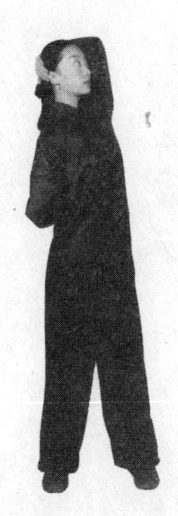

一、动作舒展，伸筋拔骨

本功法中的每一势动作，不论是上肢、下肢还是躯干，都要求有较充分的屈伸、外展内收、扭转身体等运动，从而使人体的骨骼及大小关节在传统定势动作的基础上，尽可能地呈现多方位和广角度的活动。其目的就是要通过"拔骨"的运动达到"伸筋"，牵拉人体各部位的大小肌群和筋膜，以及大小关节处的肌腱、韧带、关节囊等结缔组织，促进活动部位软组织的血液循环，改善软组织的营养代谢过程，提高肌肉、肌腱、韧带等软组织的柔韧性、灵活性和骨骼、关节、肌肉等组织的活动功能，达到强身健体的目的。

二、柔和匀称，协调美观

本功法是在传统"易筋经十二定势"动作的基础

上进行了改编，增加了动作之间的连接，每势动作变化过程清晰、柔和。整套功法的运动方向，为前后、左右、上下；肢体运动的路线，为简单的直线和弧线；肢体运动的幅度，是以关节为轴的自然活动角度所呈现的身体活动范围；整套功法的动作速度，是匀速缓慢地移动身体或身体局部。动作力量上，要求肌肉相对放松，用力圆柔而轻盈，不使蛮力，不僵硬，刚柔相济。每势之间无繁杂和重复动作，便于中老年人学练。同时，对有的动作难度作了不同程度的要求，也适合青壮年习练。

本功法动作要求上下肢与躯干之间，肢体与肢体之间的左右上下，以及肢体左右的对称与非对称，都应有机地整体协调运动，彼此相随，密切配合。因此，"健身气功·易筋经"呈现出动作舒展、连贯、柔畅、协调，动静相兼。同时在精神内含的神韵下，给人以美的享受。

三、注重脊柱的旋转屈伸

脊柱是人体的支柱，又称"脊梁"。由椎骨、韧带、脊髓等组成，具有支持体重、运动、保护脊髓及其神经根的作用。神经系统是由位于颅腔和椎管里的脑和脊髓以及周围神经组成。神经系统控制和协调各个器官系统的活动，使人体成为一个有机整体以适应内外环境的变化。因此，脊柱旋转屈伸的运动有利于对脊髓和神经根的刺激，以增强其控制和调节功能。本功法的主要运动形式是以腰为轴的脊柱旋转屈伸运动，如"九鬼拔马刀势"中的脊柱左右旋转屈伸动作，"打躬势"中椎骨节节拔伸前屈、卷曲如勾和脊柱节节放松伸直动作，"掉尾势"中脊柱前屈并在反伸的状态下做侧屈、侧伸动作。因此，本功法是通过脊柱的旋转屈伸运动以带动四肢、内脏的运动，在松静自然、形神合一中完成动作，达到健身、防病、延年、益智的目的。

第三章 『健身气功·易筋经』习练要领

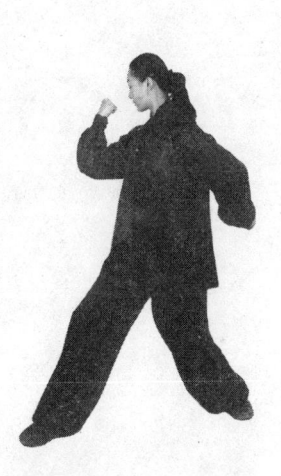

一、精神放松，形意合一

习练本功法要求精神放松，意识平静，不做任何附加的意念引导。通常不意守身体某个点或部位，而是要求意随形体动作的运动而变化。即在习练中，以调身为主，通过动作变化导引气的运行，做到意随形走，意气相随，起到健体养生的作用。同时，在某些动作中，需要适当地配合意识活动。如"韦驮献杵第三势"中双手上托时，要求用意念观注两掌；"摘星换斗势"中要求目视上掌，意存腰间命门❶处；"青龙探爪"时，要求意存掌心。而另一些动作虽然不要求配合意存，但却要求配合形象的意识思维活动。如"三盘落地势"中下按、上托时，两掌有如拿重物；"出爪亮翅势"中伸肩、撑掌时，两掌有排山之感；"倒拽九牛尾势"中拽拉时，两膀如拽牛尾；"打躬势"中脊椎屈伸时，应体

---

❶ 命门：位于腰部后正中线上，当第二腰椎棘突与第三腰椎棘突之间的凹陷处。

会上体如"勾"一样的卷曲伸展运动。这些都要求意随形走，用意要轻，似有似无，切忌刻意、执著于意识。

二、呼吸自然，贯穿始终

习练本功法时，要求呼吸自然、柔和、流畅，不喘不滞，以利于身心放松、心平气和及身体的协调运动。相反，若不采用自然呼吸，而执著于呼吸的深长绵绵、细柔缓缓，则会在与导引动作的匹配过程中产生"风""喘""气"三相，即呼吸中有声（风相），无声而鼻中涩滞（喘相），不声不滞而鼻翼扇动（气相）。这样，习练者不但不受益，反而会导致心烦意乱，动作难以松缓协调，影响健身效果。因此，习练本功法时，要以自然呼吸为主，动作与呼吸始终保持柔和协调的关系。

此外，在功法的某些环节中也要主动配合动作进行自然呼或自然吸。如"韦驮献杵第三势"中双掌上托时自然吸气；"倒拽九牛尾势"中收臂拽拉时自然呼气；"九鬼拔马刀势"中展臂扩胸时自然吸气，松肩收臂时自然呼气，含胸合臂时自然呼气，起身开臂时自然吸气；"出爪亮翅势"中两掌前推时自然呼气，等等。因为人体胸廓会随着这些动作的变化而扩张或缩小，吸气时胸廓会扩张，呼气时胸廓会缩小。

因此，习练本功法时，应配合动作，随胸廓的扩张或缩小而自然吸气或呼气。

三、刚柔相济，虚实相兼

本功法动作有刚有柔，且刚与柔是在不断相互转化的；有张有弛，有沉有轻，是阴阳对立统一的辩证关系。如"倒拽九牛尾势"中，双臂内收旋转逐渐拽拉至止点是刚，为实；随后身体以腰转动带动两臂伸展至下次收臂拽拉前是柔，为虚。又如"出爪亮翅势"中，双掌立于胸前呈扩胸展肩时，肌肉收缩的张力增大为刚，是实；当松肩伸臂时，两臂肌肉等张收缩，上肢是放松的，为柔；两臂伸至顶端，外撑有重如排山之感时，肌肉张力再次增大为刚，是实。这些动作均要求习练者在用力之后适当放松，松柔之后尚需适当有刚。这样，动作就不会出现机械、僵硬或疲软无力的松弛状况。

因此，习练本功法时，应力求虚实适宜，刚柔相济。要有刚和柔、虚与实之分，但习练动作不能绝对地刚或柔，应做到刚与柔、虚与实的协调配合，即刚中含柔、柔中寓刚。否则，用力过"刚"，则会出现拙力、僵力，以致影响呼吸，破坏宁静的心境；动作过"柔"，则会出现疲软、松懈，起不到良好的健身作用。

四、循序渐进，个别动作配合发音

习练本功法时，不同年龄、不同体质、不同健康状况、不同身体条件的练习者，可以根据自己的实际情况灵活地选择各势动作的活动幅度或姿势，如"三盘落地势"中屈膝下蹲的幅度、"卧虎扑食势"中十指是否着地姿势的选择等等。习练时还应遵循由易到难、由浅到深、循序渐进的原则。

另外，本功法在练习某些特定动作的过程中要求呼气时发音（但不需出声）。如"三盘落地势"中的身体下蹲、两掌下按时，要求配合动作口吐"嗨"音，目的是为了下蹲时气能下沉至丹田❶，而不因下蹲造成下肢紧张，引起气上逆至头部；同时口吐"嗨"音，气沉丹田，可以起到强肾、壮丹田的作用。因此，在该势动作中要求配合吐音、呼气，并注意口型，吐"嗨"音口微张，音从喉发出，上唇着力压于龈交穴❷，下唇松，不着力于承浆穴❸。这是本法中"调息"的特别之处。

---

❶ 丹田：在脐下一寸五分。

❷ 龈交穴：在唇内齿上龈缝中，或在口腔前庭，上唇系带于齿龈之移行部处。

❸ 承浆穴：在面部，下唇之下，当颐横沟与前正中线之交点处。

第四章 『健身气功·易筋经』动作说明

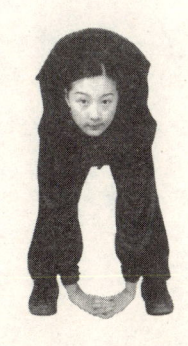

第四章 「健身气功·易筋经」动作说明

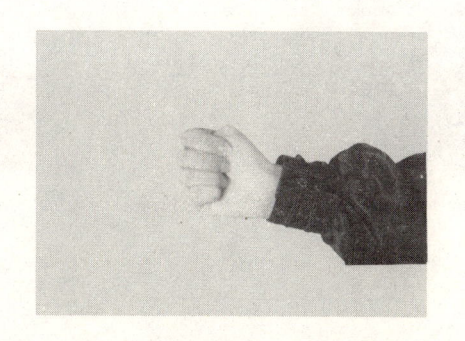

图 1

第一节 手型、步型

一、基本手型

握固

大拇指抵掐无名指根节,其余四指屈拢收于掌心(图1)。

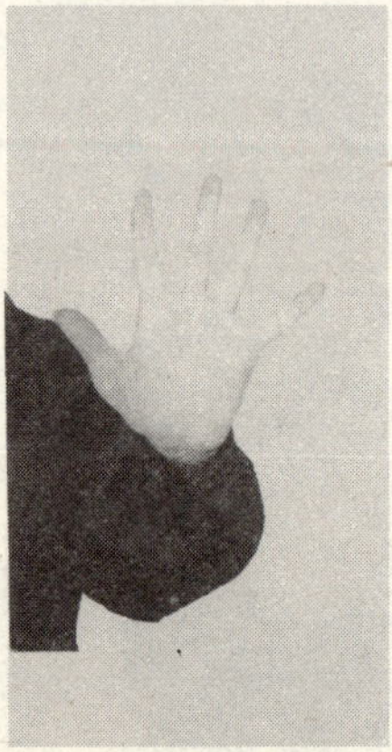

图 2 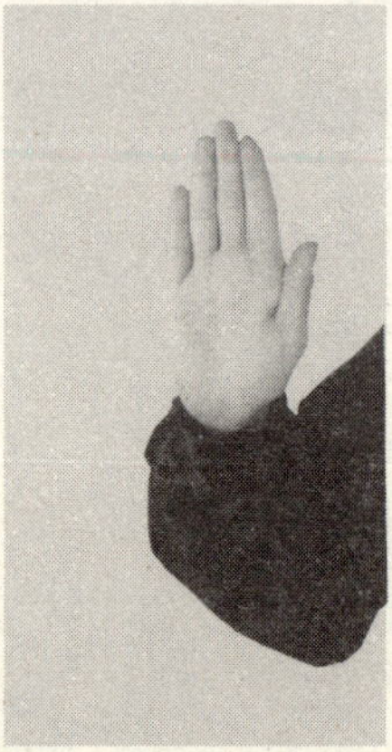　　　　　　　图 3

荷叶掌

五指伸直，张开（图2）。

柳叶掌

五指伸直，并拢（图3）。

第四章 「健身气功·易筋经」动作说明

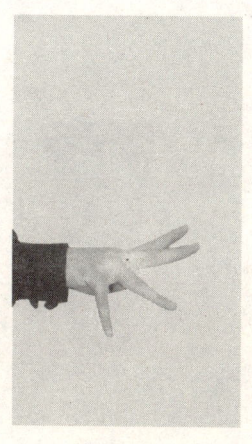

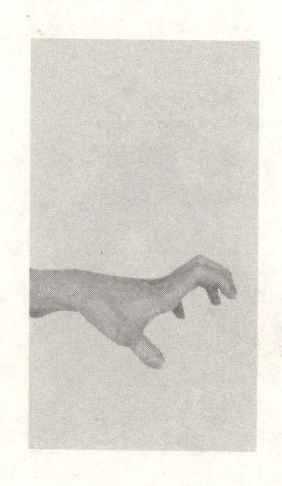

图 4　　　　　　图 5

龙爪

五指伸直、分开，拇指、食指、无名指、小指内收（图4）。

虎爪

五指分开，虎口撑圆，第一、二指关节弯曲内扣（图5）。

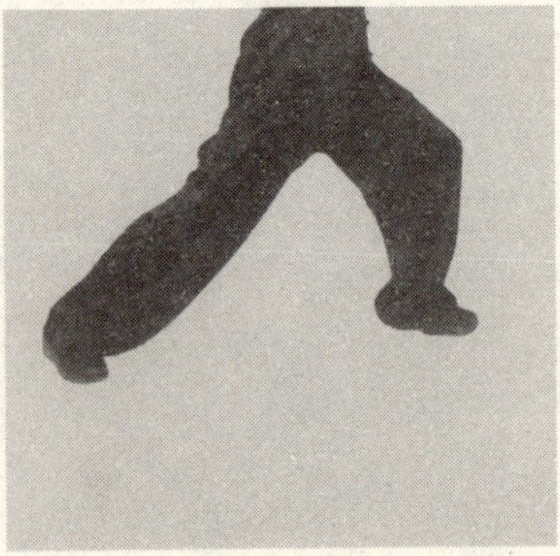

图 6 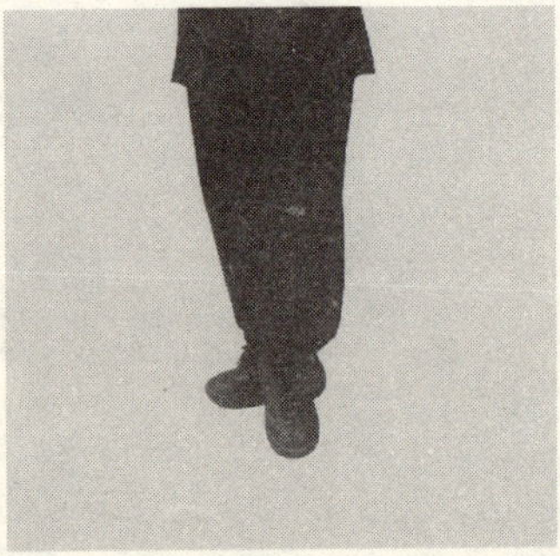　　　　　　　图 7

二、基本步型

弓步

两腿前后分开一大步，横向之间保持一定宽度，前腿屈膝前弓，大腿斜向地面，膝与脚尖上下相对，脚尖微内扣；后腿自然伸直，脚跟蹬地，脚尖微内扣，全脚掌着地（图6）。

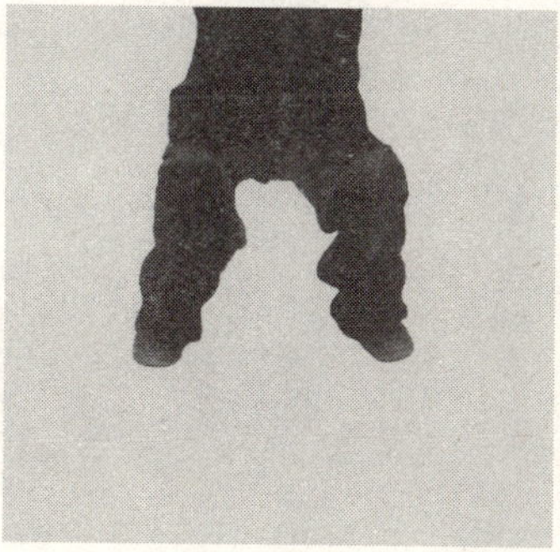

图 8

丁步

两脚左右分开，间距约 10~20 厘米。两腿屈膝下蹲，前腿脚跟提起，脚尖着地，虚点地面，置于后脚足弓处；后腿全脚掌着地踏实（图 7）。

马步

开步站立，两脚间距约为本人脚长的 2~3 倍，屈膝半蹲，大腿略高于水平（图 8）。

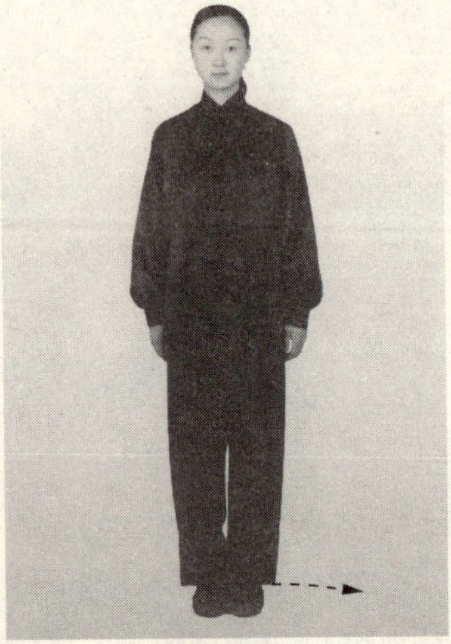

图 9

第二节　动作图解

预备势

　　两脚并拢站立，两手自然垂于体侧；下颏微收，百会❶虚领，唇齿合拢，舌自然平贴于上腭；目视前方（图9）。

---

❶百会：在头部前顶后一寸五分，顶中央旋毛中。简易取穴法：两耳尖连线与头部正中线之交点处。

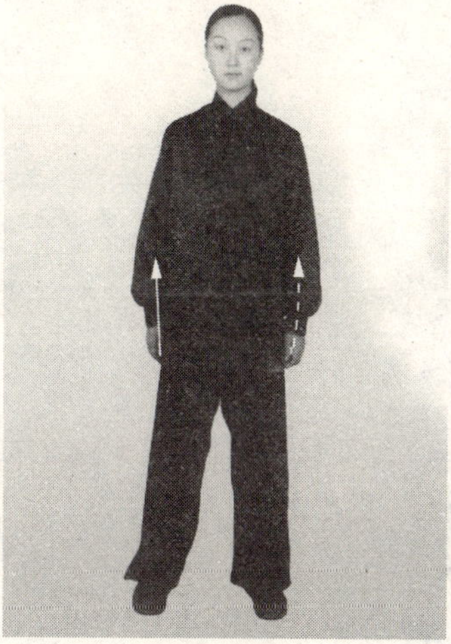

图 10

动作要点

全身放松,身体中正,呼吸自然,目光内含,心平气和。

易犯错误

手脚摆站不自然,杂念较多。

纠正方法

调息数次,逐渐进入练功状态。

功理与作用

宁静心神,调整呼吸,内安五脏,端正身形。

第一式　韦驮献杵第一势

动作一:左脚向左侧开半步,约与肩同宽,两膝微屈,成开立姿势;两手自然垂于体侧(图10)。

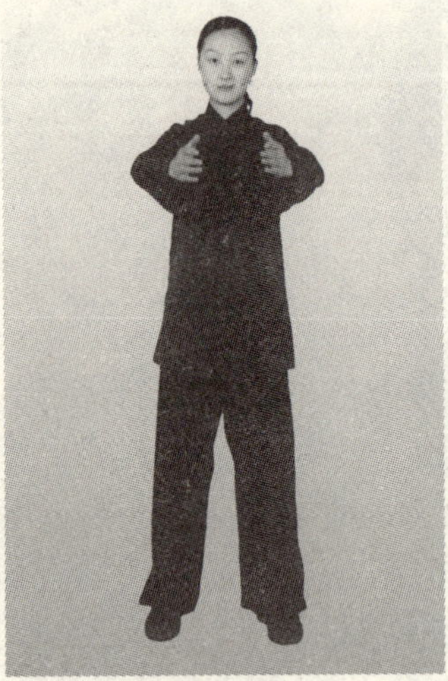

图 11 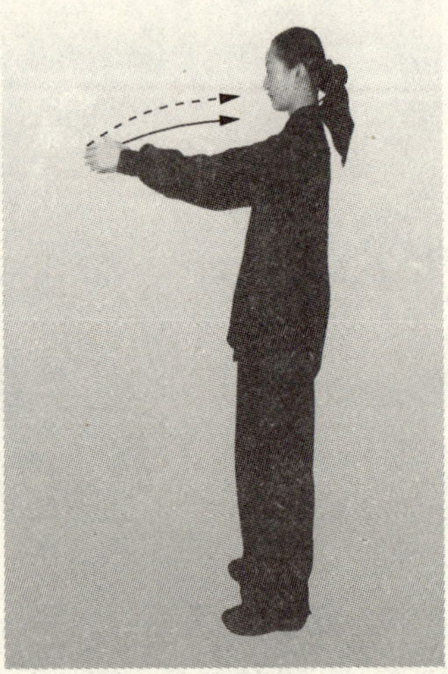　　　　　　　　　图 11 侧

动作二：两臂自体侧向前抬至前平举，掌心相对，指尖向前（图11、图11侧）。

动作三、四：两臂屈肘，自然回收，指尖向斜前上方约30°，两掌合于胸前，掌根与膻中穴❶同高，虚腋；目视前下方（图12）。动作稍停。

---

❶ 膻中穴：在胸前部，两乳头连线间的中点，一般多平齐第五胸肋关节的高度。

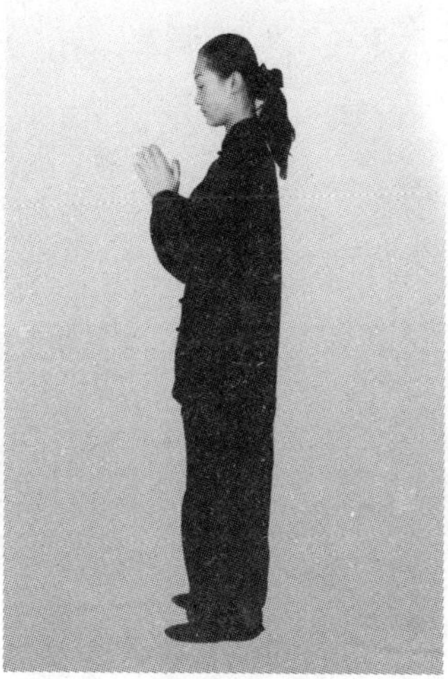

图　12

动作要点

1. 松肩虚腋。

2. 两掌合于胸前，应稍停片刻，以达气定神敛之功效。

易犯错误

两掌内收胸前时，或耸肩抬肘或松肩坠肘。

纠正方法

动作自然放松，注意调整幅度，应虚腋如挟鸡蛋。

功理与作用

1. 古人云："神住气自回。"通过神敛和两掌相合的动作，可起到气定神敛、均衡身体左右气机的作用。

2. 可改善神经、体液调节功能，有助于血液循环，消除疲劳。

文献口诀 [1]

　　　立身期正直　　环拱平当胸
　　　气定神皆敛　　心澄貌亦恭

---

[1] 丁继华等编撰：《中国传统养生珍典》，易筋经十二图（清·潘霨辑）。下同。

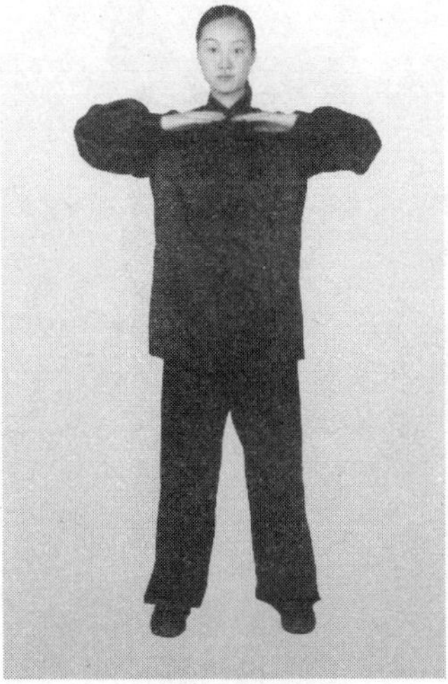

第四章 「健身气功·易筋经」动作说明

图 13 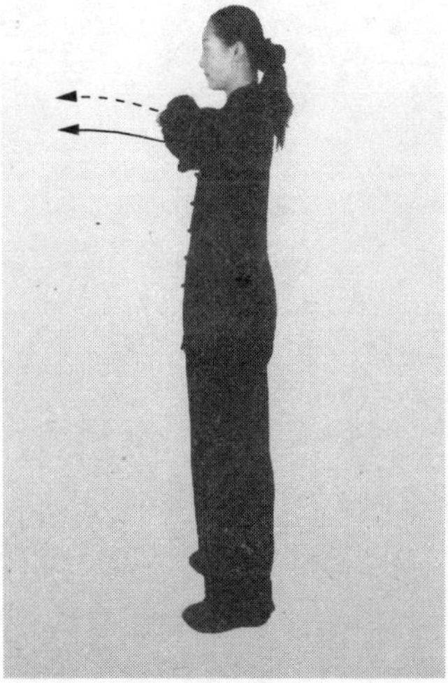　　　　　　　图 13 侧

第二式　韦驮献杵第二势

动作一：接上式。两肘抬起，两掌伸平，手指相对，掌心向下，掌臂约与肩呈水平（图 13、图 13 侧）。

健身气功·易筋经

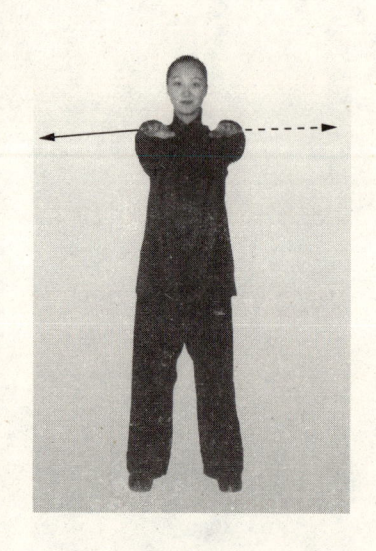

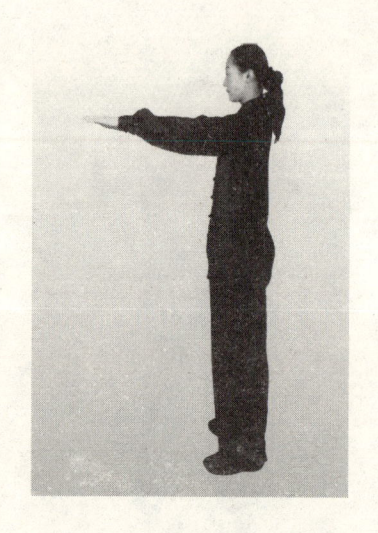

图 14　　　　　　　　图 14 侧

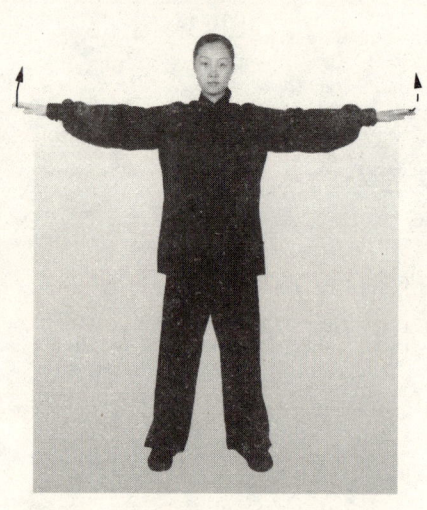

图 15

动作二：两掌向前伸展，掌心向下，指尖向前（图 14、图 14 侧）。

动作三：两臂向左右分开至侧平举，掌心向下，指尖向外（图 15）。

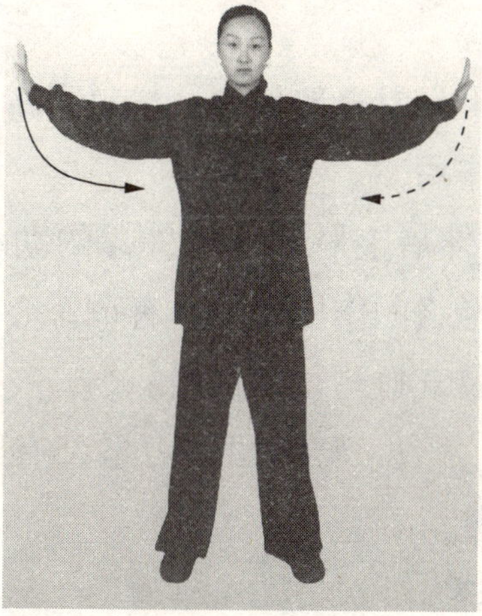

图 16

动作四：五指自然并拢，坐腕立掌；目视前下方（图16）。

动作要点

1. 两掌外撑，力在掌根。
2. 坐腕立掌时，脚趾抓地。
3. 自然呼吸，气定神敛。

易犯错误

两臂侧举时不呈水平状。

纠正方法

两臂侧平举时自然伸直,与肩同高。

功理与作用

1. 通过伸展上肢和立掌外撑的动作导引,起到疏理上肢等经络的作用,并具有调练心、肺之气,改善呼吸功能及气血运行的作用。

2. 可提高肩、臂的肌肉力量,有助于改善肩关节的活动功能。

文献口诀

   足趾挂地 两手平开

   心平气静 目瞪口呆

第三式　韦驮献杵第三势

动作一:接上式。松腕,同时两臂向前平举内收至胸前平屈,掌心向下,掌与胸相距约一拳;目视前下方(图17)。

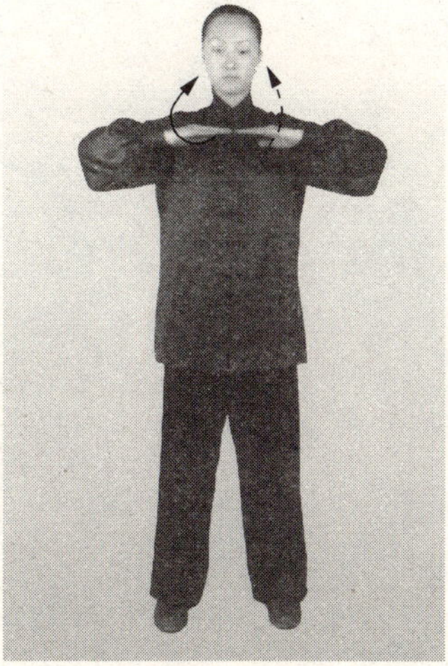

图 17 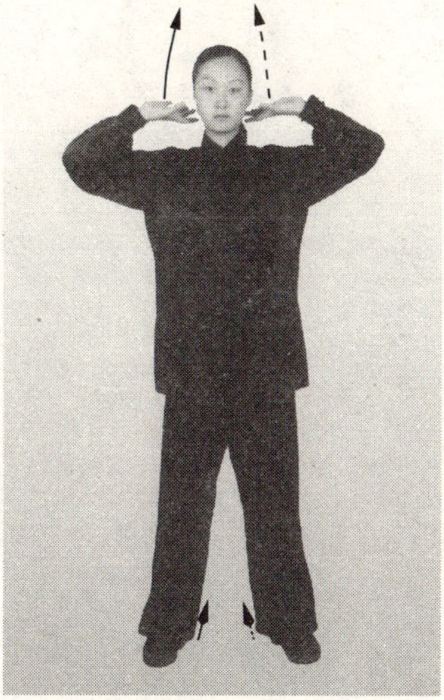　　　　　　　　　图 18

动作二：两掌同时内旋，翻掌至耳垂下，掌心向上，虎口相对，两肘外展，约与肩平（图18）。

动作三：身体重心前移至前脚掌支撑，提踵；同时，两掌上托至头顶，掌心向上，展肩伸肘；微收下

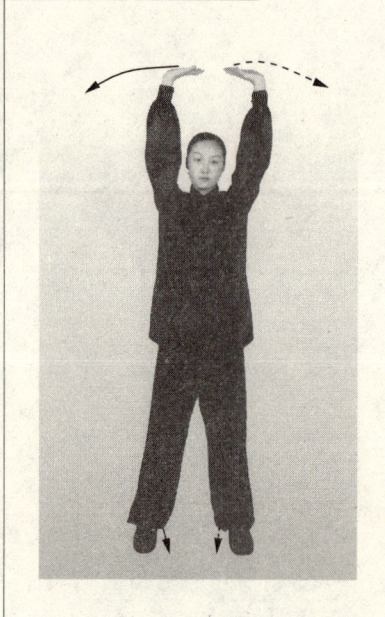

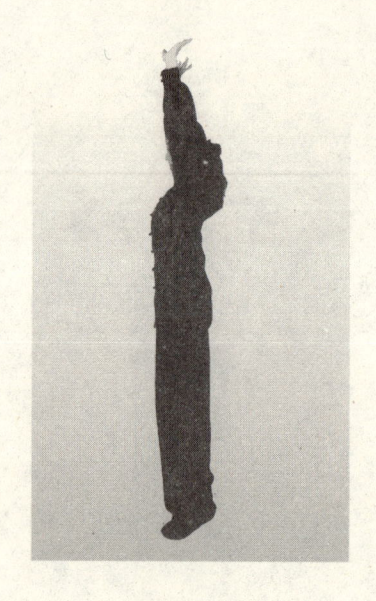

图 19　　　　　　图 19 侧

颏，舌抵上腭，咬紧牙关（图 19、图 19 侧）。

动作四： 静立片刻。

动作要点

1. 两掌上托时，前脚掌支撑，力达四肢，下沉上托，脊柱竖直，同时身体重心稍前移。

2. 年老或体弱者可自行调整两脚提踵的高度。

3. 上托时，意想通过"天门"❶ 观注两掌，目

---

❶ 天门：即囟（xìn）门，婴儿头顶骨未合缝的地方，在头顶的前部中央，也叫囟脑门儿。

视前下方，自然呼吸。

易犯错误

1. 两掌上托时，屈肘。

2. 抬头，目视上方。

纠正方法

1. 两掌上托时，伸肘，两臂夹耳。

2. 上托时强调的是意注两掌，而不是目视两掌。

功理与作用

1. 通过上肢撑举和下肢提踵的动作导引，可调理上、中、下三焦之气，并且将三焦[1]及手足三阴五脏之气全部发动。

2. 可改善肩关节活动功能及提高上下肢的肌肉力量，促进全身血液循环。

文献口诀

掌托天门目上观　　足尖著地立身端

力周髋胁浑如植　　咬紧牙关不放宽

舌可生津将腭抵　　鼻能调息觉心安

两拳缓缓收回处　　用力还将挟重看

---

[1] 三焦：为六腑之一，是上焦、中焦、下焦的合称，纵贯于人体的上、中、下三部，有总领五脏六腑经络、内外、上下之气的功能，五脏六腑的气化功能都是通过三焦来实现的。

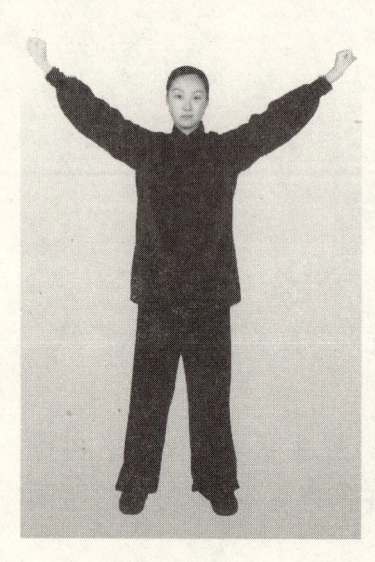

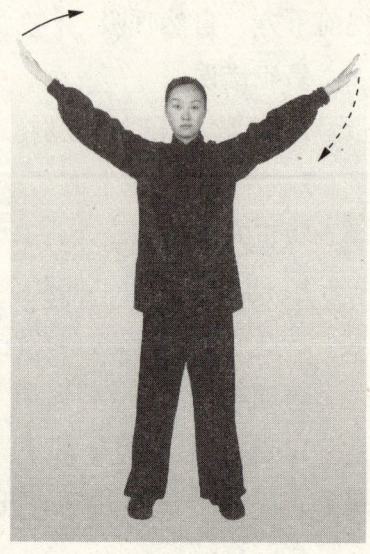

图 20　　　　　　　　图 21

第四式　摘星换斗势

左摘星换斗势

动作一：接上式。两脚跟缓缓落地；同时，两手握拳，拳心向外，两臂下落至侧上举（图20）。随后两拳缓缓伸开变掌，掌心斜向下，全身放松；目视前下方（图21）。身体左转；屈膝；同时，右臂上举经体前下摆至左髋关节外侧"摘星"，右掌自然张开；左臂经体侧下摆至体后，左手背轻贴命门；目视右掌（图22、图23、图24、图24侧）。

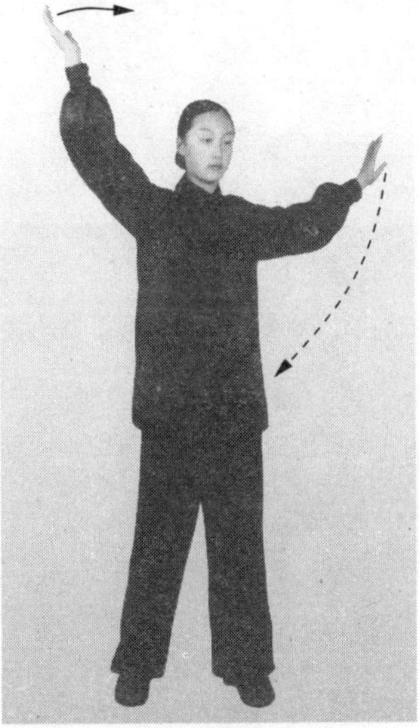

第四章 「健身气功·易筋经」动作说明

图 22

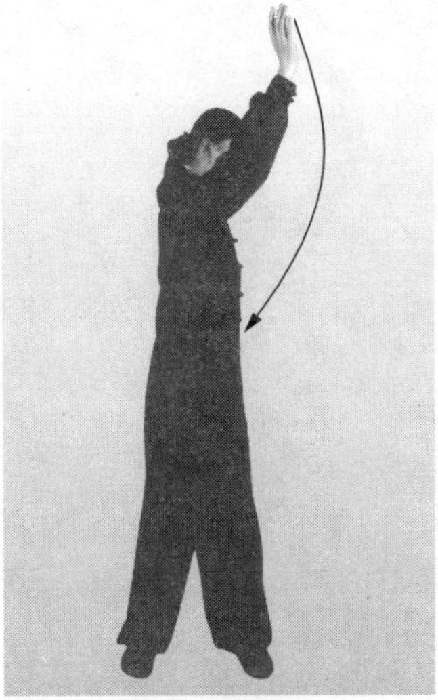

图 23

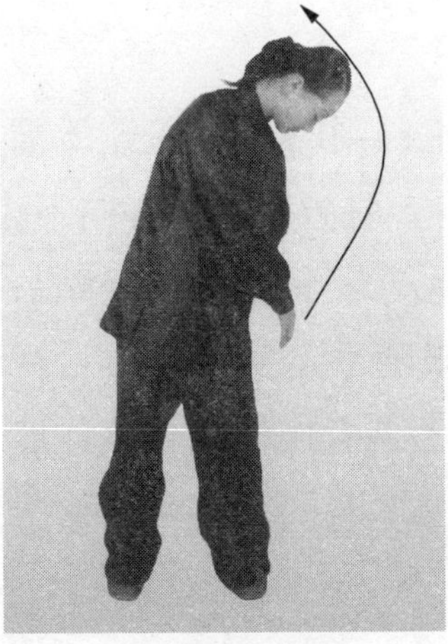

图 24

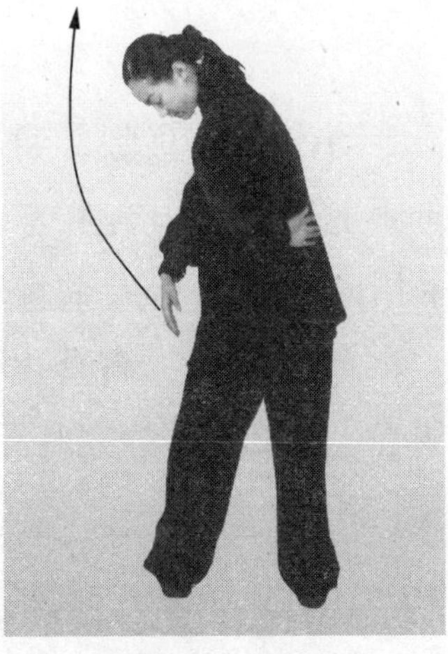

图 24 侧

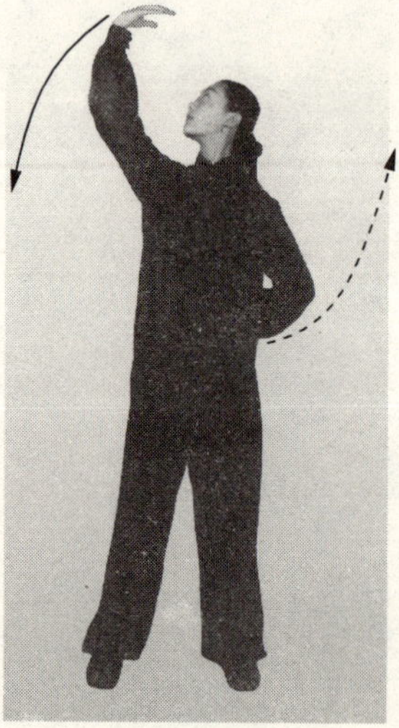

图 25 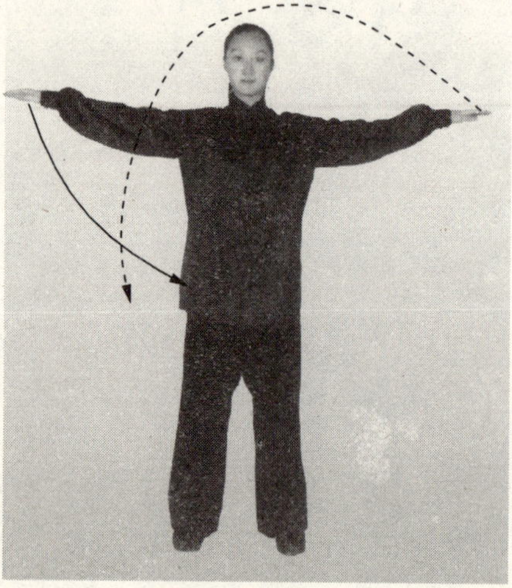　　　　　　　图 26

动作二：直膝，身体转正；同时，右手经体前向额上摆至头顶右上方，松腕，肘微屈，掌心向下，手指向左，中指尖垂直于肩髃穴❶；左手背轻贴命门，意注命门；右臂上摆时眼随手走，定势后目视掌心（图 25）。静立片刻，然后两臂向体侧自然伸展（图 26）。

---

❶ 肩髃穴：在臂的上端，位于肩胛骨峰与肱骨大结之间的凹陷处。

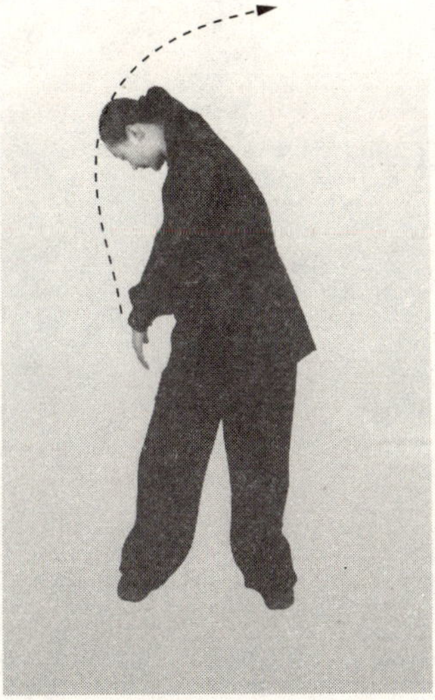

图 27 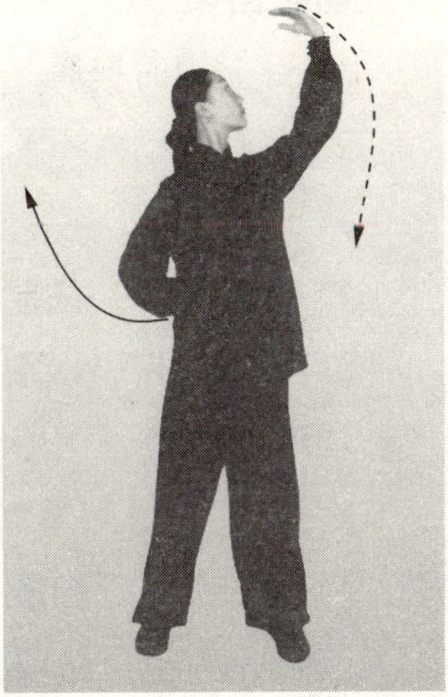　　　　　　图 28

右摘星换斗势

右摘星换斗势与左摘星换斗势动作相同，惟方向相反（图27、图28）。

动作要点

1. 转身以腰带肩，以肩带臂。
2. 目视掌心，意注命门，自然呼吸。
3. 颈、肩病患者，动作幅度的大小可灵活掌握。

易犯错误

1. 目上视时挺腹。

2. 左右臂动作不协调，不到位。

纠正方法

1. 目上视时，注意松腰、收腹。

2. 自然放松，以腰带动。

功理与作用

1. 通过本势阳掌转阴掌（掌心向下）的动作导引，目视掌心，意存腰间命门，将发动的真气收敛，下沉入腰间两肾及命门，可达到壮腰健肾、延缓衰老的功效。

2. 可增强颈、肩、腰等部位的活动功能。

文献口诀

  只手擎天掌覆头 更从掌内注双眸

  鼻端吸气频调息 用力收回左右眸

第五式　倒拽九牛尾势

右倒拽九牛尾势

动作一：接上式。双膝微屈，身体重心右移，左脚向左侧后方约45°撤步；右脚跟内转，右腿屈膝成右弓步；同时，左手内旋，向前、向下划弧后伸，小

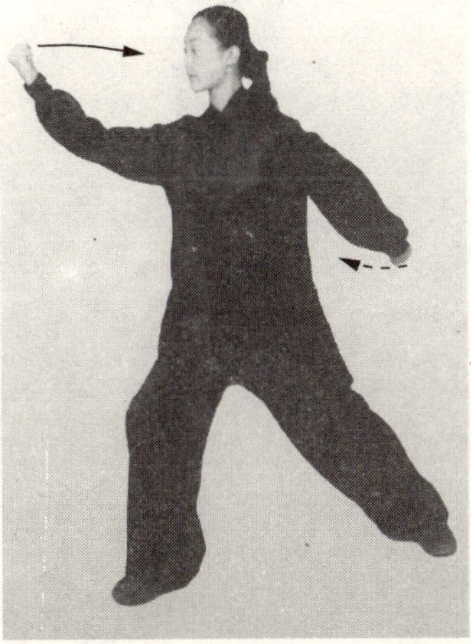

第四章 「健身气功·易筋经」动作说明

图 29 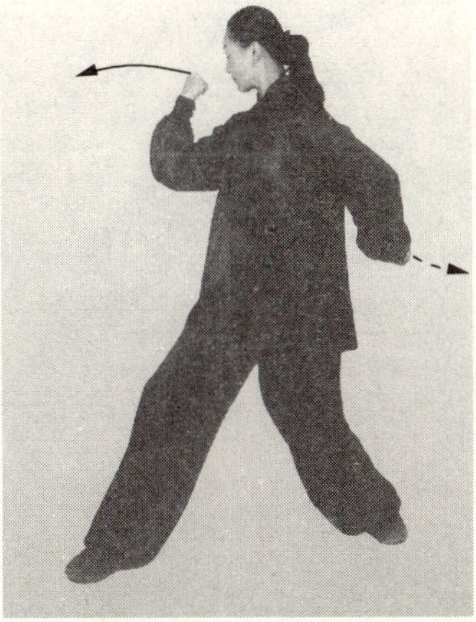　　　　　图 30

指到拇指逐个相握成拳，拳心向上；右手向前上方划弧，伸至与肩平时小指到拇指逐个相握成拳，拳心向上，稍高于肩；目视右拳（图29）。

动作二：身体重心后移，左膝微屈；腰稍右转，以腰带肩，以肩带臂；右臂外旋，左臂内旋，屈肘内收；目视右拳（图30）。

动作三：身体重心前移，屈膝成弓步；腰稍左转，以腰带肩，以肩带臂，两臂放松前后伸展；目视右拳

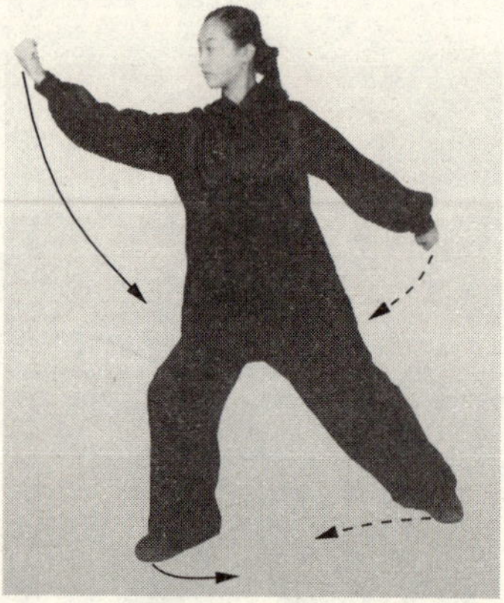

图 31 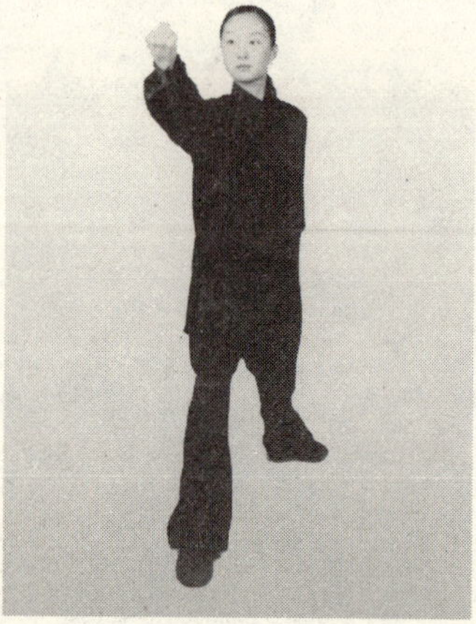　　　　　　　图 31 侧

（图31、31侧）。

重复二至三动三遍。

动作四：身体重心前移至右脚，左脚收回，右脚尖转正，成开立姿势；同时，两臂自然垂于体侧；目视前下方（图32）。

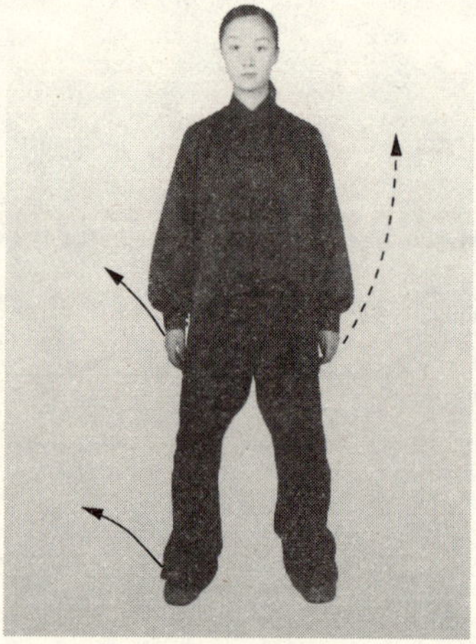

左倒拽九牛尾势

左倒拽九牛尾势与右倒拽九牛尾势动作、次数

图 32

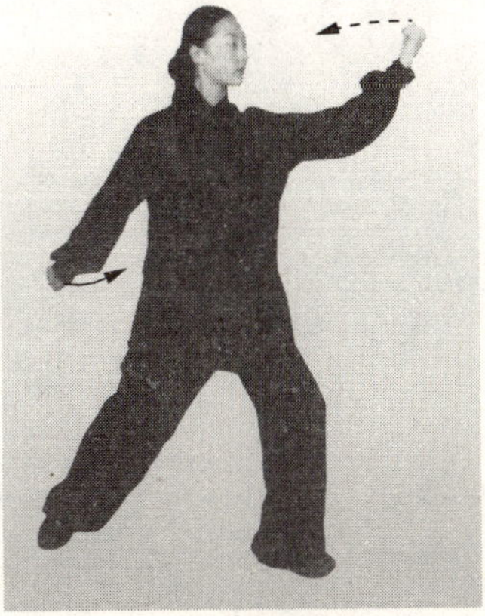

第四章 「健身气功·易筋经」动作说明

图 33

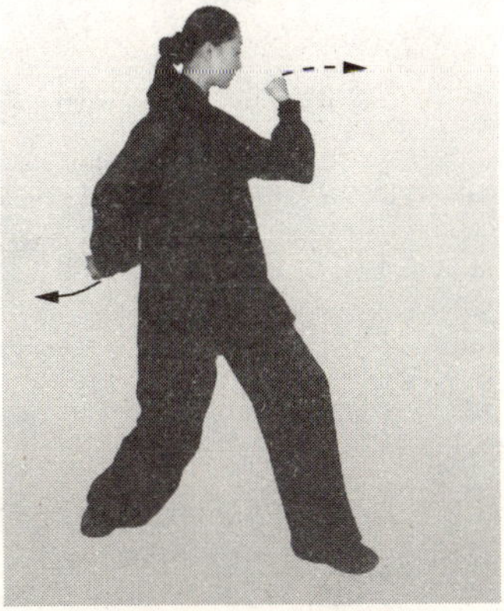

图 34

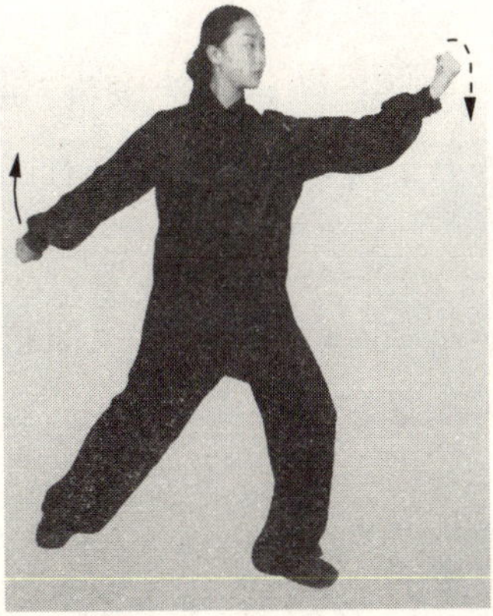

图 35

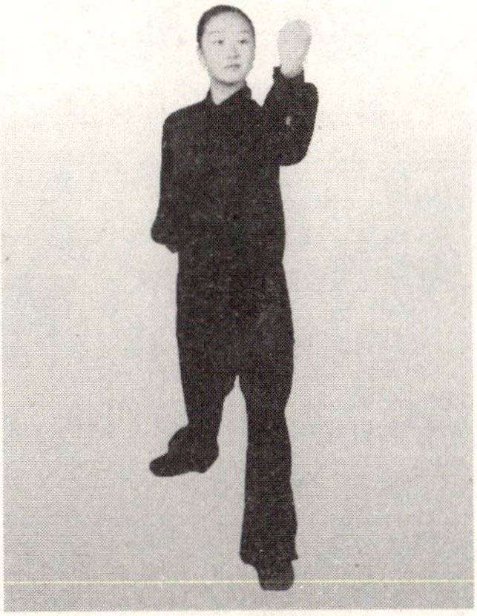

图 35 侧

相同，惟方向相反（图33、图34、图35、图35侧）。

动作要点

1. 以腰带肩，以肩带臂，力贯双膀。
2. 腹部放松，目视拳心。
3. 前后拉伸，松紧适宜，并与腰的旋转紧密配合。
4. 后退步时，注意掌握重心，身体平稳。

易犯错误

1. 两臂屈拽用力僵硬。
2. 两臂旋拧不够。

纠正方法

1. 两臂放松，动作自然。
2. 旋拧两臂时，注意拳心向外。

功理与作用

1. 通过腰的扭动，带动肩胛活动，可刺激背部夹脊❶、肺俞❷、心俞❸等穴，达到疏通夹脊和调练心肺之作用。

2. 通过四肢上下协调活动，可改善软组织血液循环，提高四肢肌肉力量及活动功能。

---

❶ 夹脊：为道家丹门术语。两肩胛辅夹其脊，形成一夹道，因名夹脊。
❷ 肺俞：在背上部，当身柱穴（第三与第四胸椎棘突之间凹陷处）的外侧一寸五分处。
❸ 心俞：在背中部，当神道穴（第五与第六胸椎棘突之间凹陷处）的外侧一寸五分处。

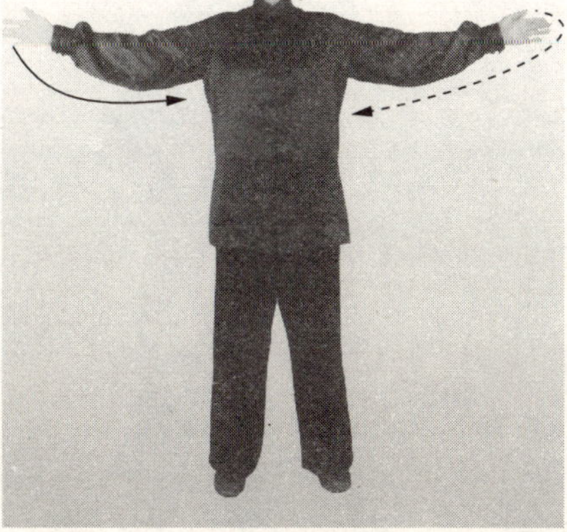

第四章 「健身气功·易筋经」动作说明

图 36 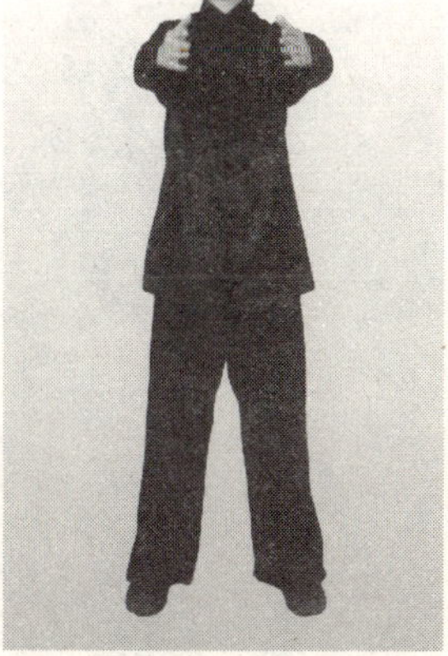　　　　　图 37

文献口诀

　　两髋后伸前屈　　小腹运气空松
　　用力在于两膀　　观拳须注双瞳

第六式　出爪亮翅势

动作一：接上式。身体重心移至左脚，右脚收回，成开立姿势；同时，右臂外旋，左臂内旋，摆至侧平举，两掌心向前，环抱至体前，随之两臂内收，两手变柳叶掌立于云门穴❶前，掌心相对，指尖向上；目视前下方（图36、图37、图37侧、图38）。

---

❶ 云门穴：在锁骨之下，肩胛骨喙突内方的凹陷处。

47

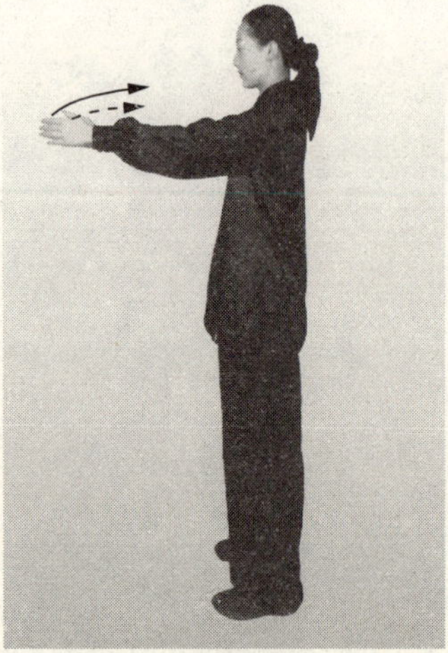

健身气功·易筋经

图 37 侧 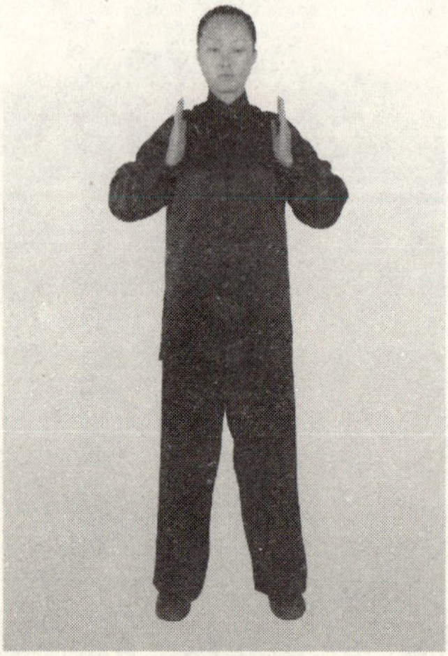　　　　　　图 38

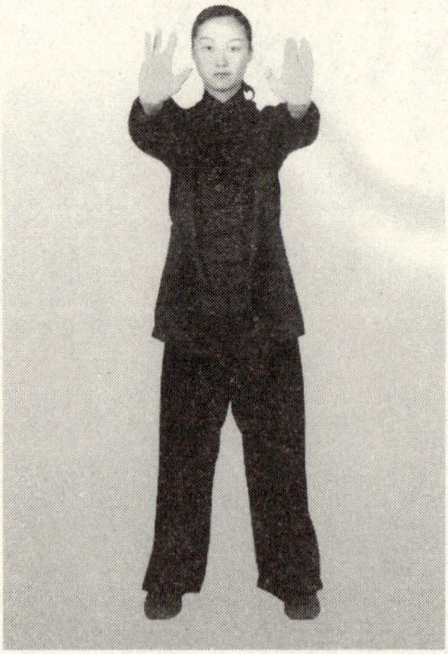

图 39

动作二：展肩扩胸，然后松肩，两臂缓缓前伸，并逐渐转掌心向前，成荷叶掌，指尖向上；瞪目（图 39、图 39 侧）。

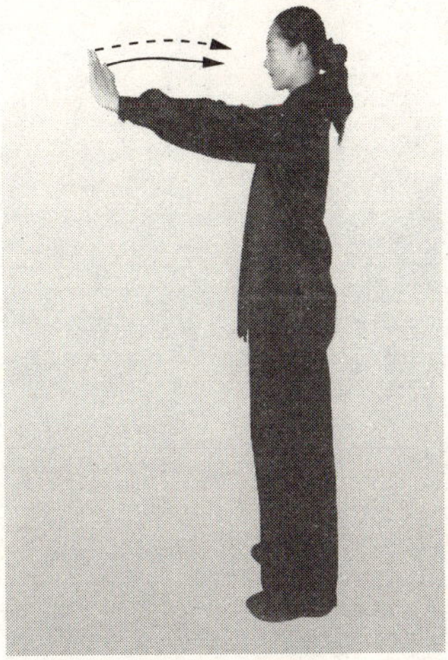

第四章 「健身气功·易筋经」动作说明

图39 侧

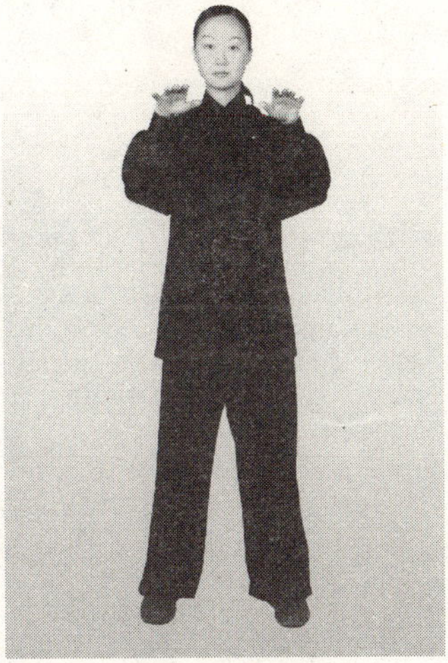

图 40

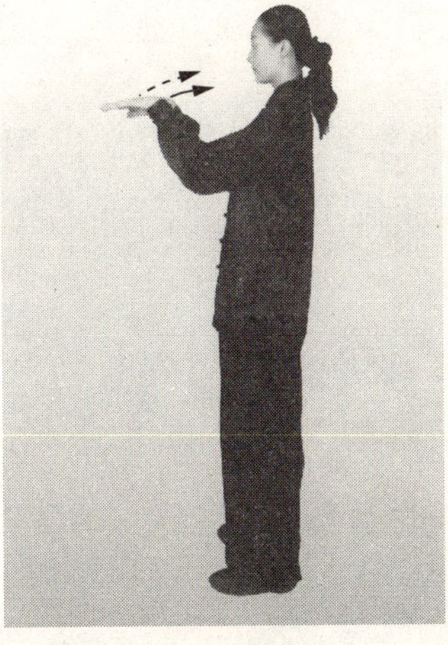

图40 侧

动作三：松腕，屈肘，收臂，立柳叶掌于云门穴；目视前下方（图40、图40侧、图41）。

重复二至三动三到七遍。

49

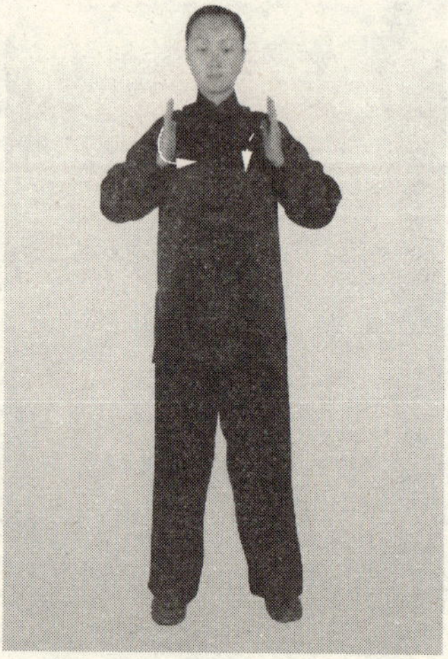

图 41

动作要点

1. 出掌时身体正直，瞪眼怒目，同时两掌运用内劲前伸，先轻如推窗，后重如排山；收掌时如海水还潮。

2. 注意出掌时为荷叶掌，收掌于云门穴时为柳叶掌。

3. 收掌时自然吸气，推掌时自然呼气。

易犯错误

1. 扩胸展肩不充分。

2. 两掌前推时，不用内劲，而是用力。

3. 呼吸不自然，强呼强吸。

纠正方法

1. 出掌前，肩胛内收。

2. 两掌向前如推窗、排山。

3. 按照"推呼收吸"的规律练习。

功理与作用

1. 中医认为"肺主气，司呼吸"。通过伸臂推掌、屈臂收掌、展肩扩胸的动作导引，可反复启闭云门、中府❶等穴，促进自然之清气与人体之真气在胸中交汇融合，达到改善呼吸功能及全身气血运行的作用。

2. 可提高胸背部及上肢肌肉力量。

文献口诀

挺身兼怒目　　推手向当前

用力收回处　　功须七次全

第七式　九鬼拔马刀势

右九鬼拔马刀势

动作一：接上式。躯干右转。同时，右手外旋，

---

❶ 中府：在云门下一寸六分，乳上三肋间。

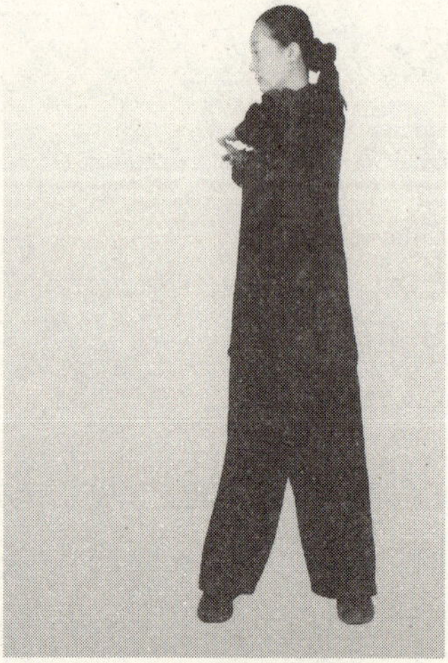

图 42

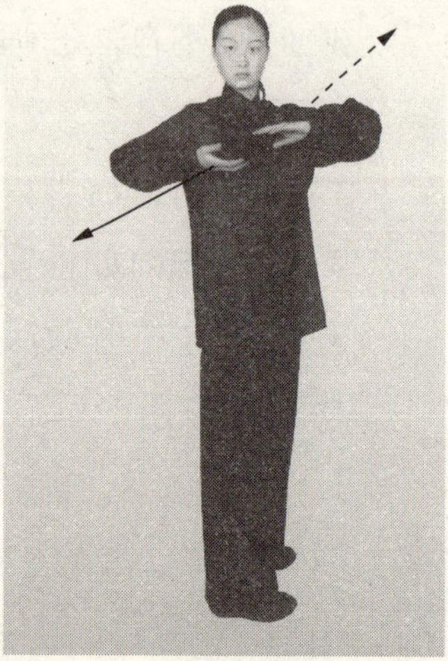

图 42 侧

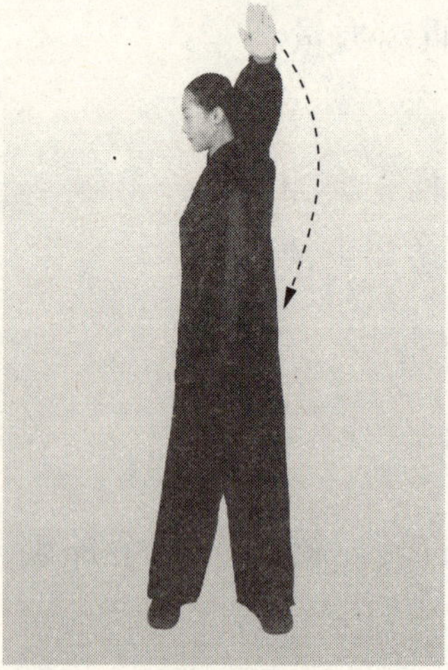

图 43

掌心向上；左手内旋，掌心向下（图 42、图 42 侧）。随后右手由胸前内收经右腋下后伸，掌心向外；同时，左手由胸前伸至前上方，掌心向外（图 43、图 43 侧）。躯干稍左转；同

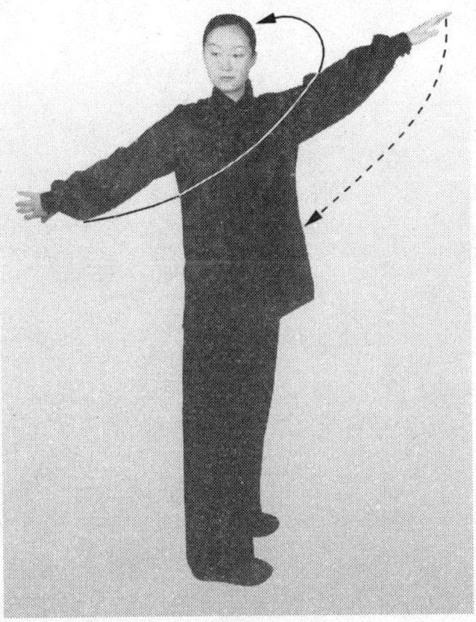

图 43 侧 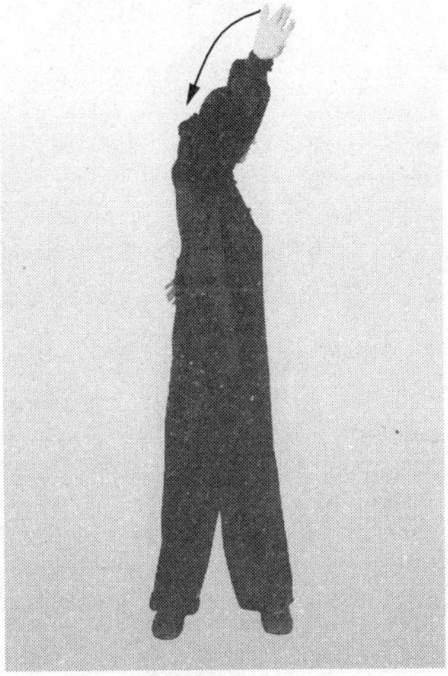　　　　　图 44

时，右手经体侧向前上摆至头前上方后屈肘，由后向左绕头半周，掌心掩耳；左手经体左侧下摆至左后，屈肘，手背贴于脊柱，掌心向后，指尖向上；头右转，右手中指按压耳廓，手掌扶按玉枕❶；目随右手动，定势后视左后方（图 44、图 45、图 45 背）。

---

❶ 玉枕穴：在后头部，当脑户穴（枕外隆凸上缘）的外侧一寸五分处。

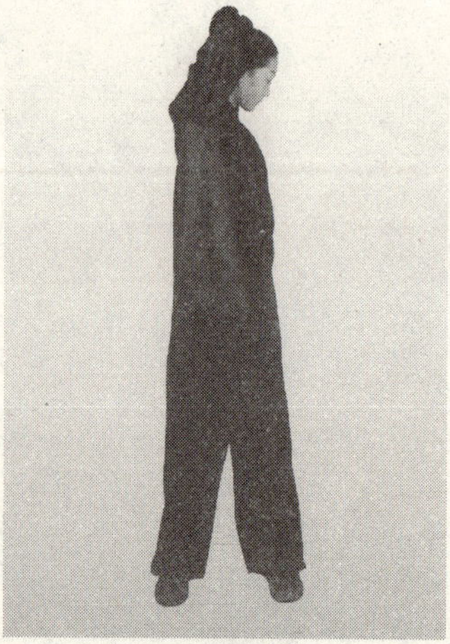

图 45

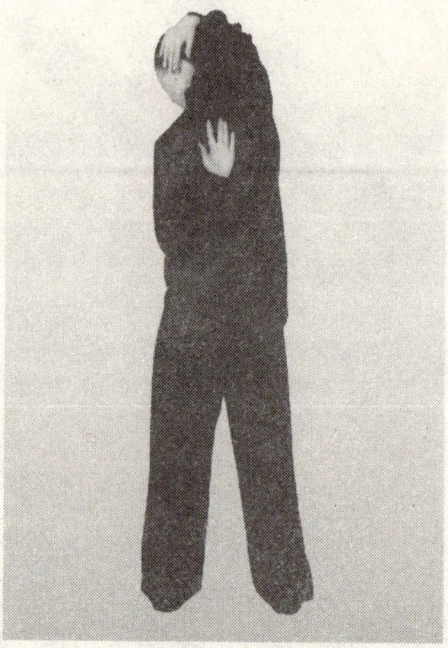

图 45 背

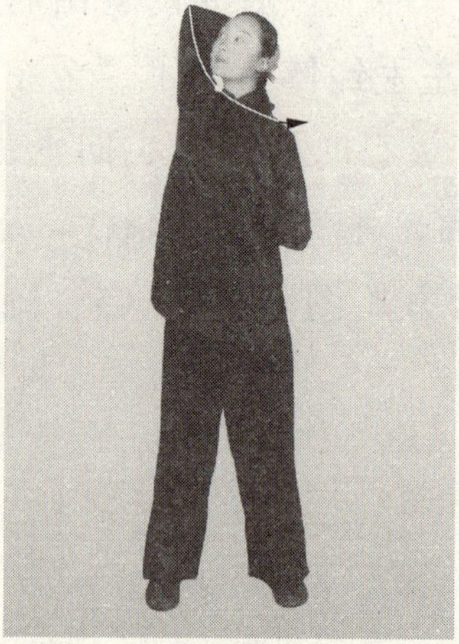

图 46

动作二：身体右转，展臂扩胸；目视右上方，动作稍停（图46）。

动作三：屈膝；同时，上体左转，右臂内收，含胸；左手沿脊柱尽量上推；目视右脚跟，动作稍停（图47、图47背）。

第四章 "健身气功·易筋经"动作说明

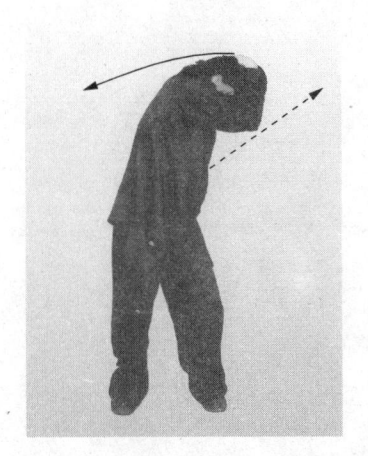

图 47

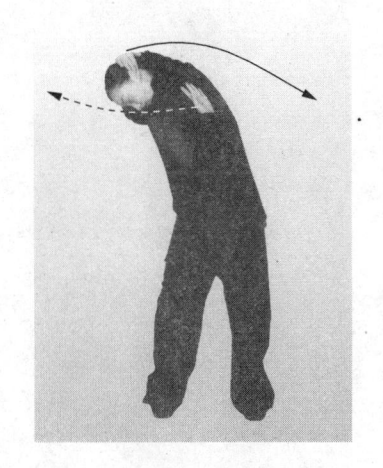

图47 背

重复二至三动三遍。

动作四：直膝，身体转正；右手向上经头顶上方向下至侧平举，同时，左手经体侧向上至侧平举，两掌心向下；目视前下方（图48）。

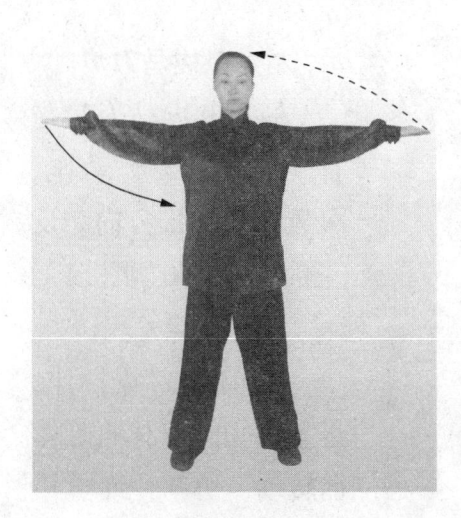

图 48

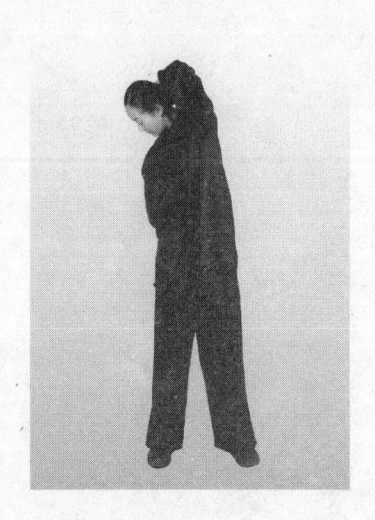

图 49

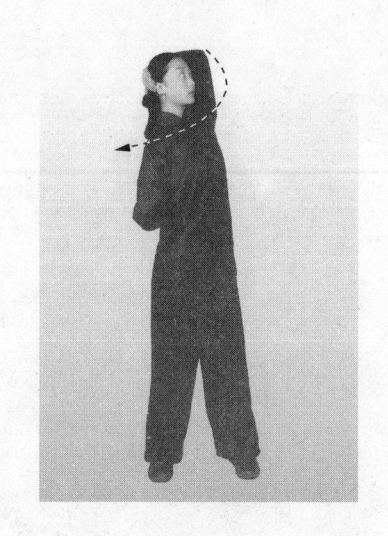

图 50

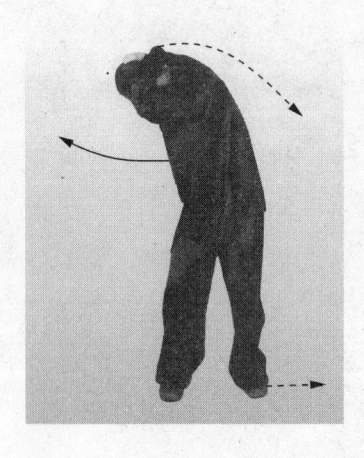

图 51

左九鬼拔马刀势

左九鬼拔马刀势与右九鬼拔马刀势动作、次数相同,惟方向相反(图49、图50、图51)。

动作要点

1. 动作对拔拉伸,尽量用力;身体自然弯曲转动,协调一致。

2. 扩胸展臂时自然吸气，松肩合臂时自然呼气。

3. 两臂内合、上抬时自然呼气，起身展臂时自然吸气。

4. 高血压、颈椎病患者和年老体弱者，头部转动的角度应小，且轻缓。

易犯错误

1. 屈膝合臂时，身后之臂放松。

2. 屈膝下蹲时，重心移至一侧。

3. 头部左右转动幅度过大。

纠正方法

1. 合臂时，身后之臂主动上推。

2. 重心稳定，上下起伏。

3. 动作放松，切忌着意转动头部。

功理与作用

1. 通过身体的扭曲、伸展等运动，使全身真气开、合、启、闭，脾胃得到摩动，肾得以强健；并具有疏通玉枕关、夹脊关等要穴的作用。

2. 可提高颈肩部、腰背部肌肉力量，有助于改善人体各关节的活动功能。

文献口诀

侧首弯肱	抱顶及颈
自头收回	弗嫌力猛
左右相轮	身直气静

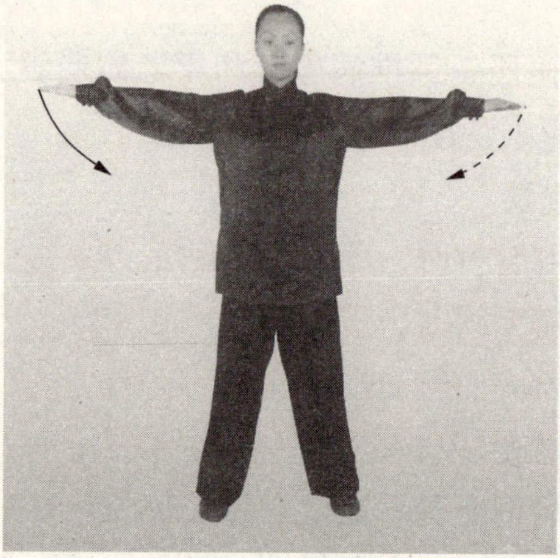

图 52

第八式　三盘落地势

左脚向左侧开步，两脚距离约宽于肩，脚尖向前；目视前下方（图52）。

动作一：屈膝下蹲；同时，沉肩、坠肘，两掌逐渐用力下按至约与环跳穴❶同高，两肘微屈，掌心

---

❶ 环跳穴：在大腿外侧面的上部，股骨大转子与髂裂孔连线的外三分之一与内三分之二交接处。

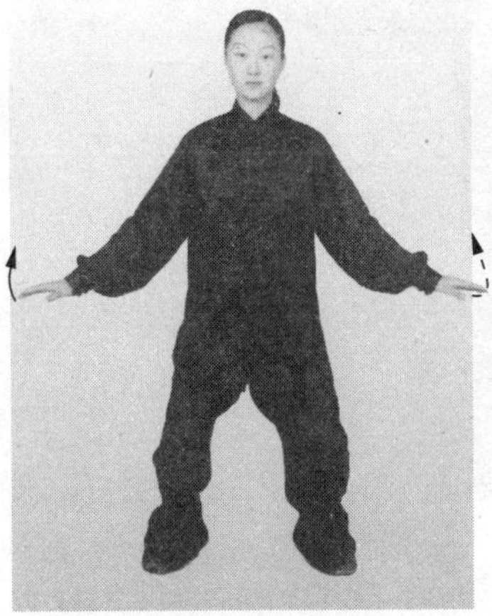

图 53 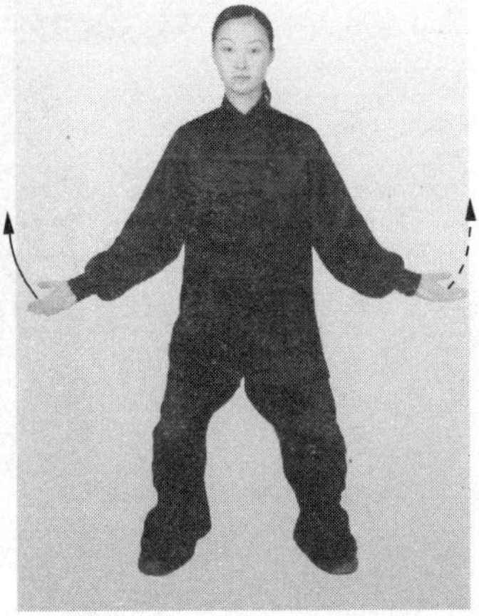　　　　　图 54

向下，指尖向外；目视前下方（图53）。同时，口吐"嗨"音，音吐尽时，舌尖向前轻抵上下牙之间，终止吐音。

动作二：翻掌心向上，肘微屈，上托至侧平举；同时，缓缓起身直立；目视前方（图54、图55）。

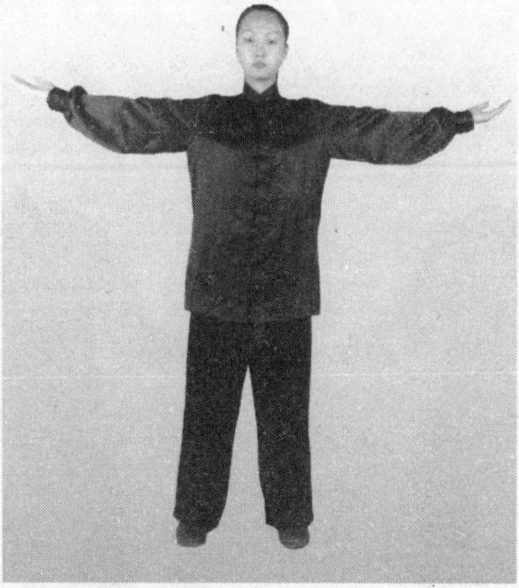

健身气功·易筋经

图 55

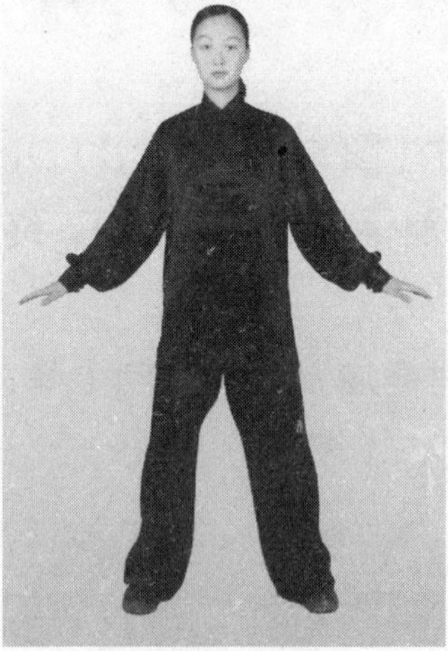

图 56 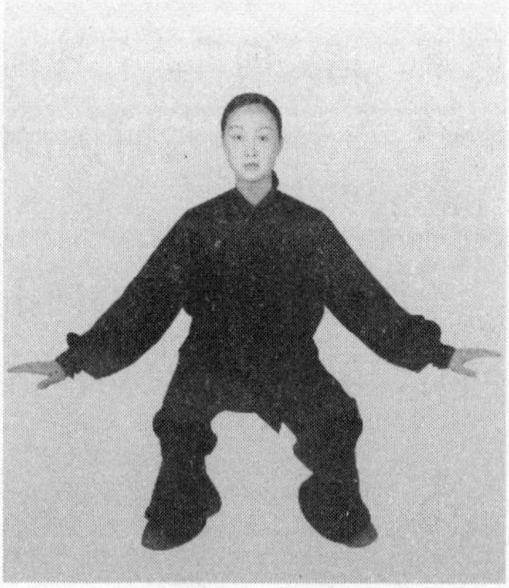　　　　　　　图 57

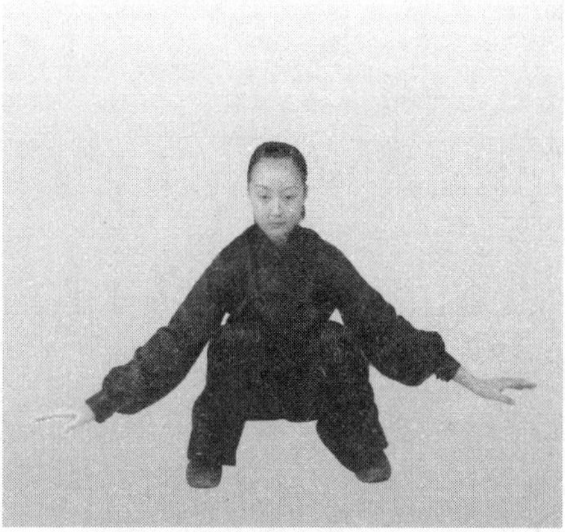

图 58

重复一至二动三遍。第一遍微蹲（图56）；第二遍半蹲（图57）；第三遍全蹲（图58）。

动作要点

1. 下蹲时，松腰、裹臀，两掌如负重物；起身时，两掌如托千斤重物。

2. 下蹲依次加大幅度。年老和体弱者下蹲深度可灵活掌握，年轻体健者可半蹲或全蹲。

3. 下蹲与起身时，上体始终保持正直，不应前俯或后仰。

4. 吐"嗨"音时，口微张，上唇着力压龈交穴，下唇松，不着力于承浆穴，音从喉部发出。

5. 瞪眼闭口时，舌抵上腭，身体中正安舒。

易犯错误

1. 下蹲时，直臂下按。

2. 忽略口吐"嗨"音。

纠正方法

1. 下蹲按掌，要求屈肘，两掌水平下按。

2. 下蹲时注意口吐"嗨"音。

功理与作用

1. 通过下肢的屈伸活动，配合口吐"嗨"音，使体内真气在胸腹间相应地降、升，达到心肾相交、水火既济。

2. 可增强腰腹及下肢力量，起到壮丹田之气、强腰固肾的作用。

文献口诀

上腭坚撑舌	张眸意注牙
足开蹲似踞	手按猛如拿
两掌翻齐起	千斤重有加
瞪睛兼闭口	起立足无斜

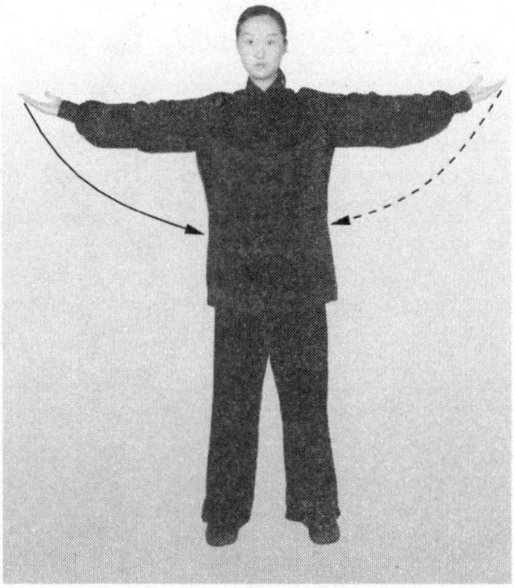

第四章 "健身气功·易筋经"动作说明

图 59 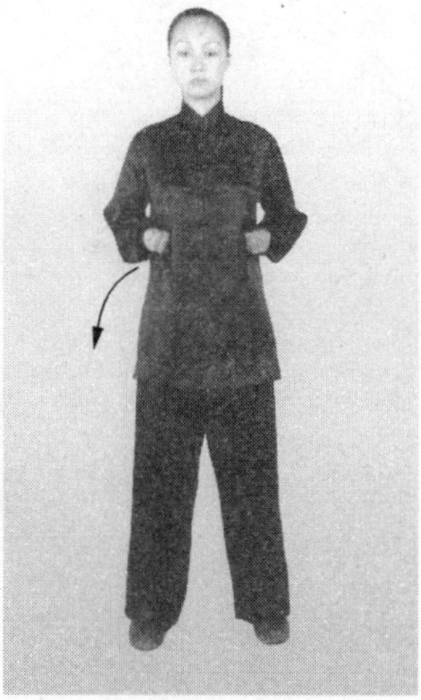　　　　　　图 60

第九式　青龙探爪势

左青龙探爪势

动作一：接上式。左脚收回半步，约与肩同宽（图59）；两手握固，两臂屈肘内收至腰间，拳轮贴于章门穴❶，拳心向上；目视前下方（图60）。然后右拳变掌，右臂伸直，经下向右侧外展，略低于肩，

---

❶ 章门穴：在腹侧部，在第十一肋游离端稍下方处。

63

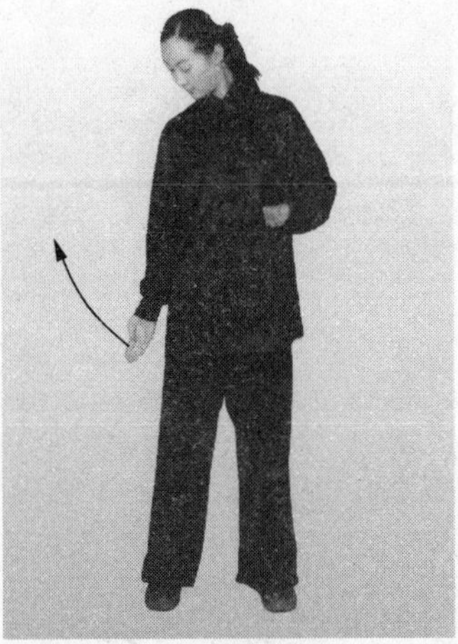

图 61

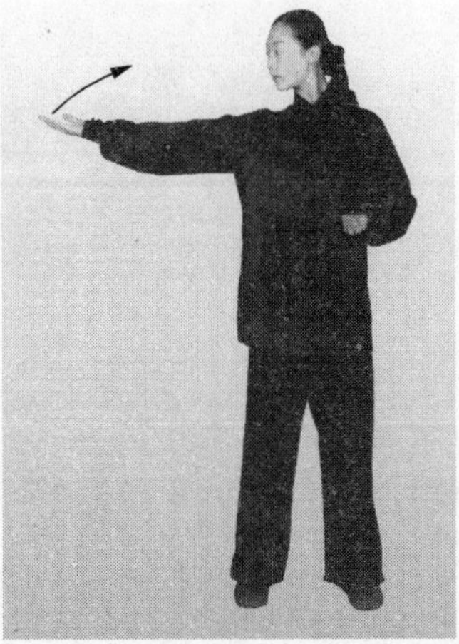

图 62

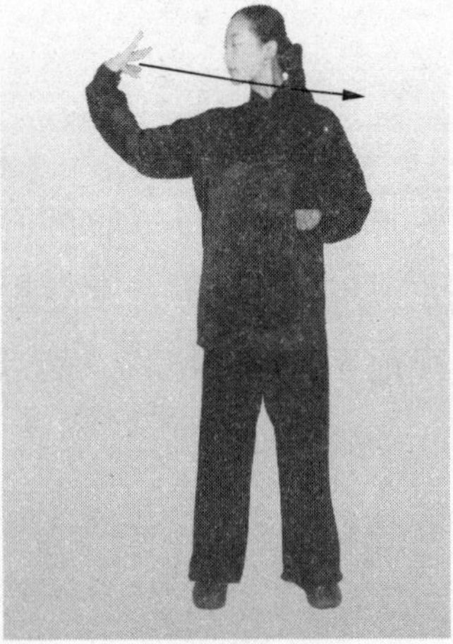

图 63

掌心向上；目随手动（图61、图62）。

动作二：右臂屈肘、屈腕，右掌变"龙爪"，指尖向左，经下颏向身体左侧水平伸出，目随手动；躯干随之向左转约90°；目视右掌指所指方向（图63、图64、图64侧）。

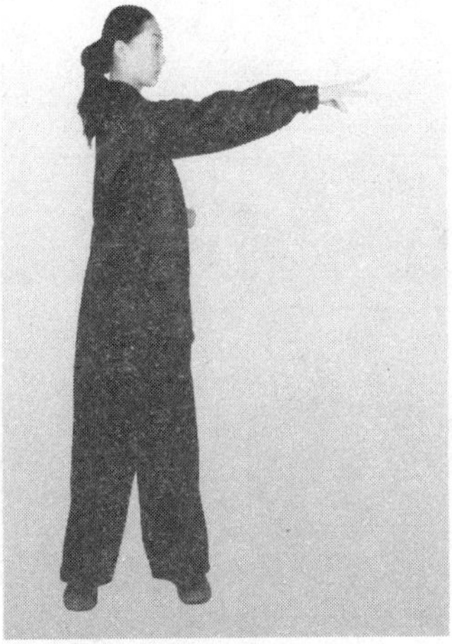

第四章 「健身气功·易筋经」动作说明

图 64

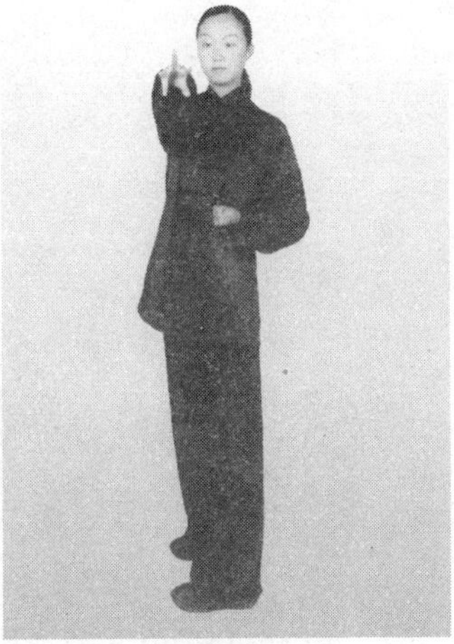

图 64 侧

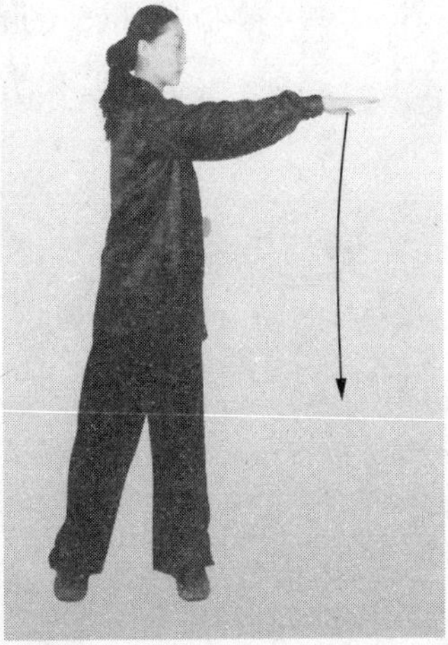

图 65

动作三："右爪"变掌，随之身体左前屈，掌心向下按至左脚外侧；目视下方（图65、图66）。躯干由左前屈转至右前屈，并带动右手经左膝或左脚前划弧至右膝或右脚外侧，手臂

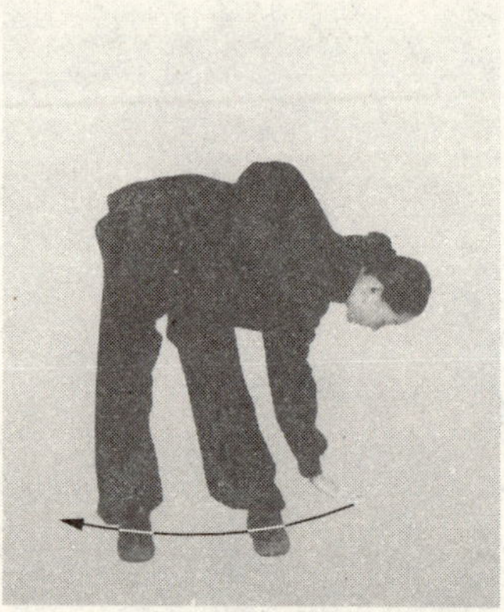

图 66

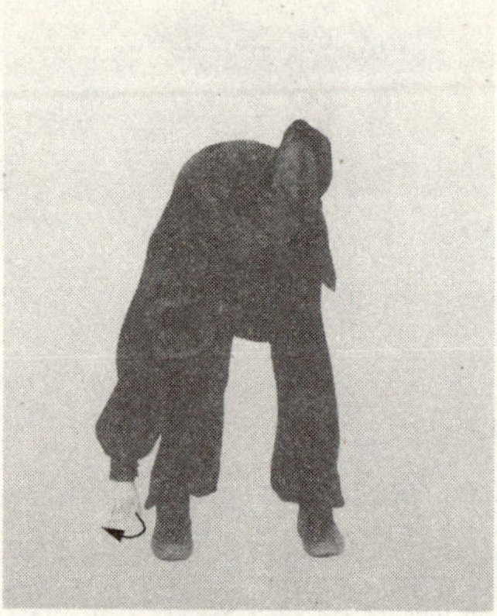

图 67

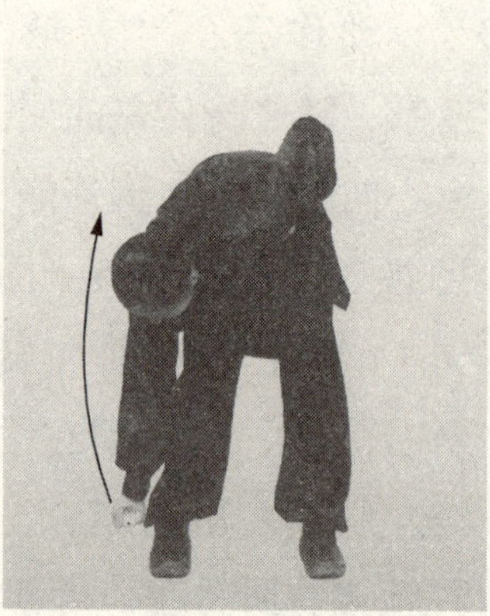

图 68

外旋,掌心向前,握固;目随手动视下方(图67、图68)。

动作四:上体抬起,直立;右拳随上体抬起收于章门穴,拳心向上;目视前下方(图69)。

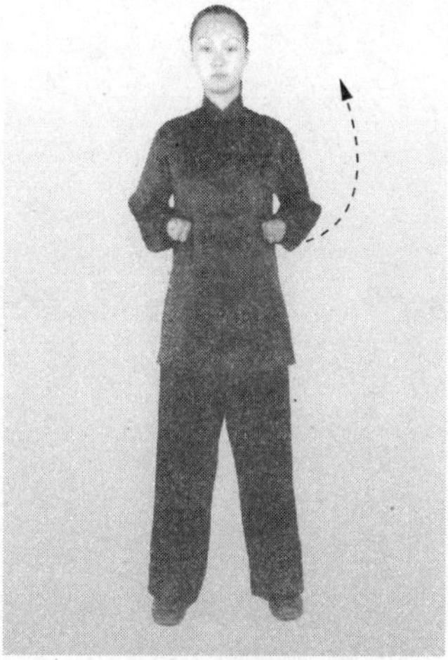

第四章 「健身气功·易筋经」动作说明

图 69

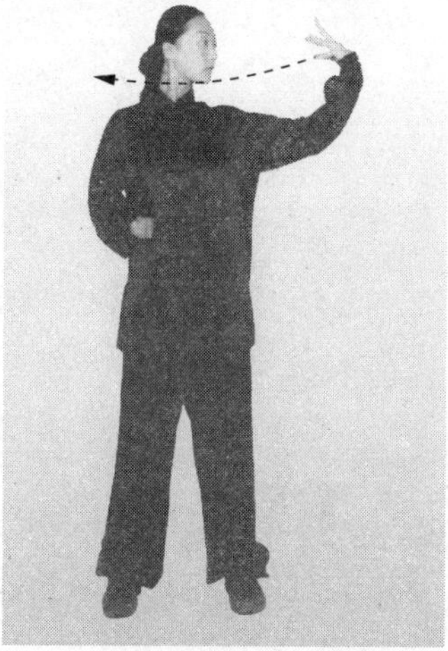

图 70

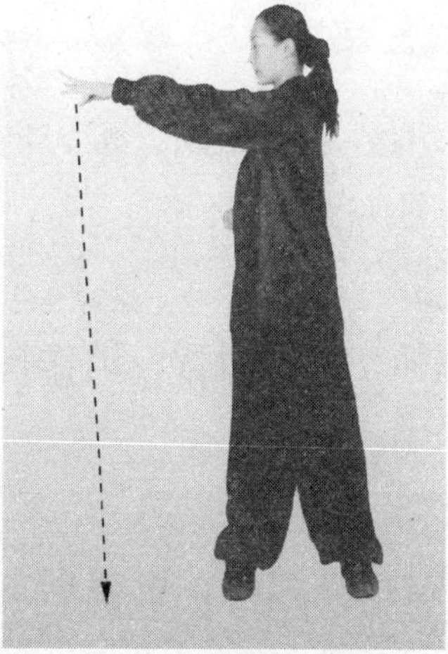

图 71

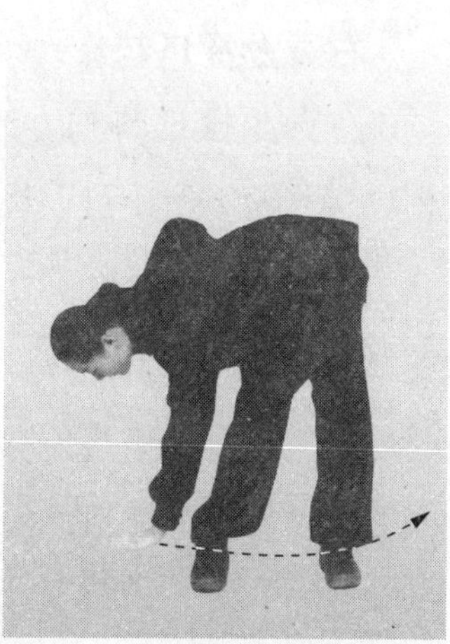

图 72

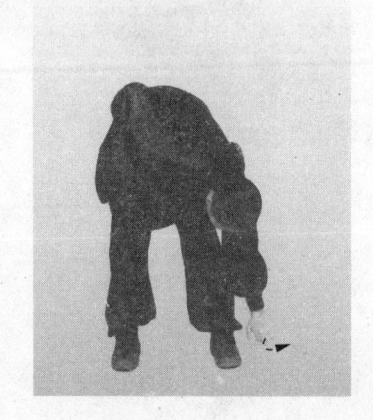

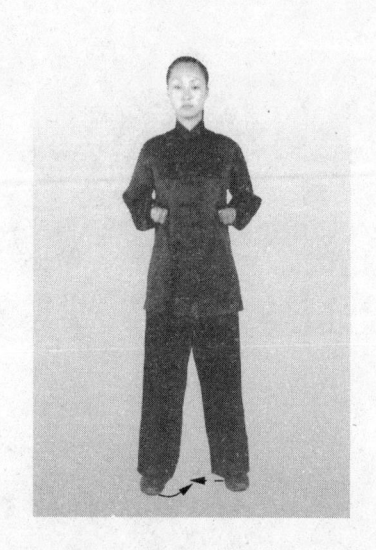

图 73　　　　　　　　图 74

右青龙探爪势

右青龙探爪势与左青龙探爪势动作相同，惟方向相反（图70、图71、图72、图73、图74）。

动作要点

1. 伸臂探"爪"，下按划弧，力注肩背，动作自然、协调，一气呵成。

2. 目随"爪"走，意存"爪"心。

3. 年老和体弱者前俯下按或划弧时，可根据自身状况调整幅度。

易犯错误

1. 身体前俯时，动作过大，重心不稳，双膝弯曲。
2. 做"龙爪"时，五指弯曲。

纠正方法

1. 前俯动作幅度适宜，直膝。
2. 五指伸直分开，拇指、食指、无名指、小指内收，力在"爪"心。

功理与作用

1. 中医认为"两胁属肝""肝藏血，肾藏精"，二者同源。通过转身、左右探爪及身体前屈，可使两胁交替松紧开合，达到疏肝理气、调畅情志的功效。
2. 可改善腰部及下肢肌肉的活动功能。

文献口诀

青龙探爪　　左从右出
修士效之　　掌平气实
力周肩背　　围收过膝
两目注平　　息调心谧

第十式　卧虎扑食势

左卧虎扑食势

动作一：接上式。右脚尖内扣约45°，左脚收至右脚内侧成丁步；同时，身体左转约90°；两手握固

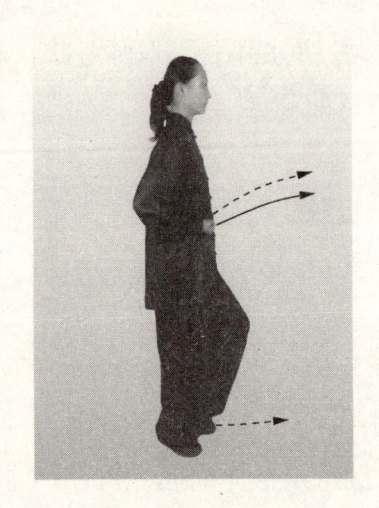

图 75

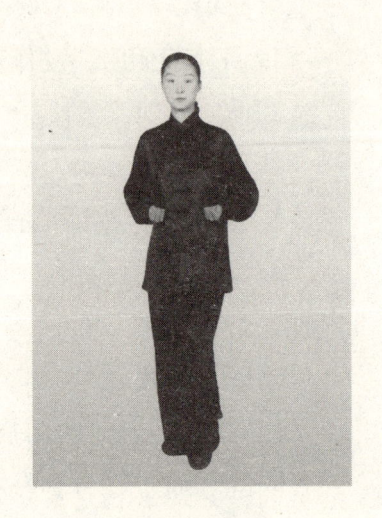

图 75 侧

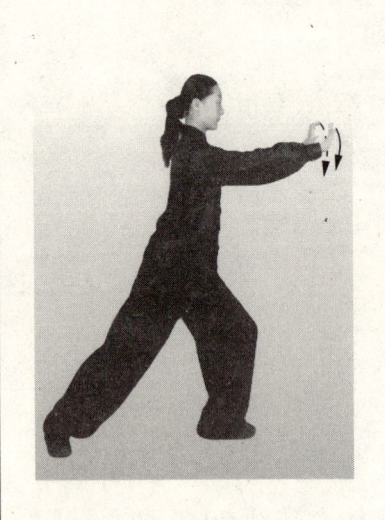

图 76

于腰间章门穴不变;目随转体视左前方(图75、图75侧)。

动作二:左脚向前迈一大步,成左弓步;同时,两拳提至肩部云门穴,并内旋变"虎爪",向前扑按,如虎扑食,肘稍屈;目视前方(图76、图76侧)。

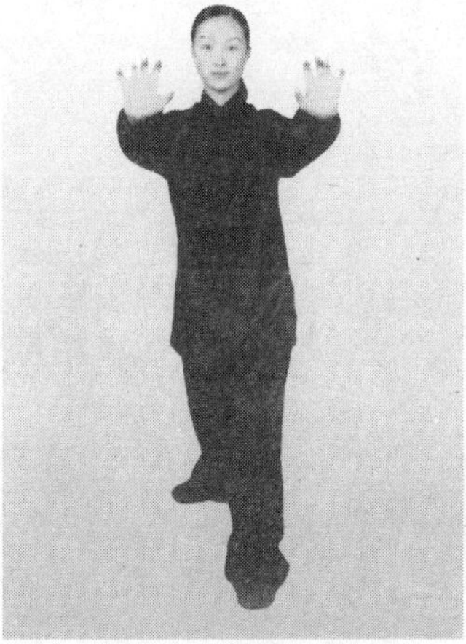

第四章 "健身气功·易筋经"动作说明

图76 侧

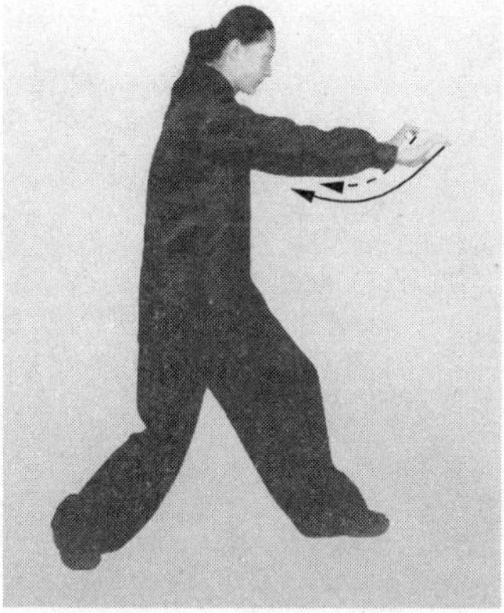

图 77

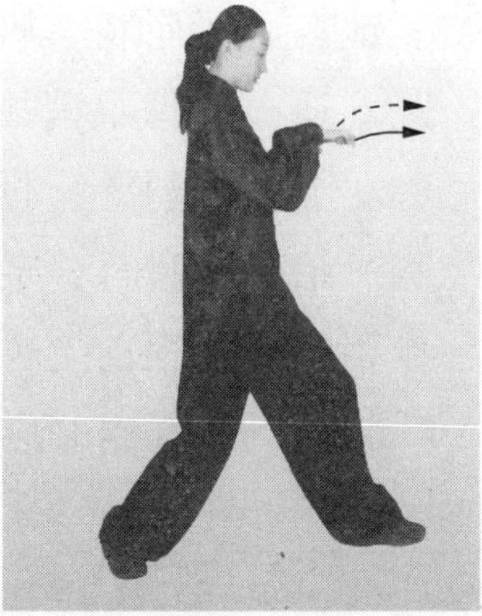

图 78

动作三：躯干由腰到胸逐节屈伸，重心随之前后适度移动；同时，两手随躯干屈伸向下、向后、向上、向前绕环一周（图77、图78、图79）。随后上体下俯，

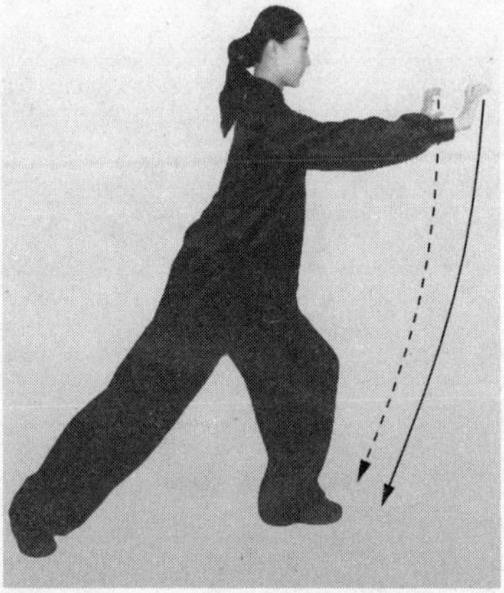

健身气功・易筋经

图 79

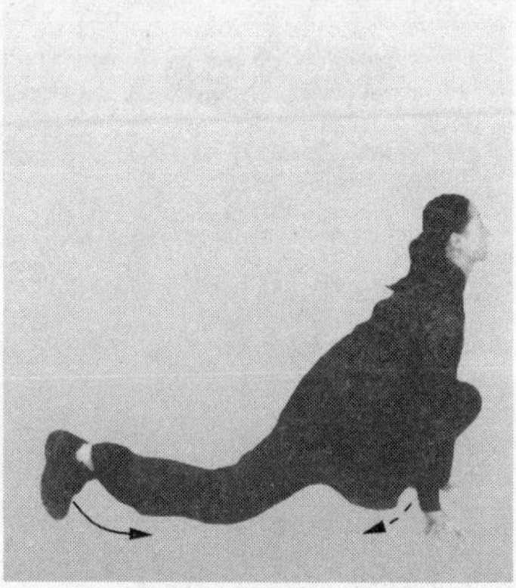

图 80

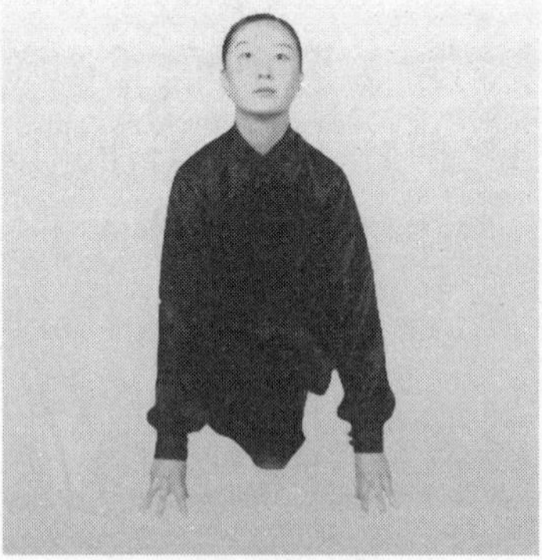

图 80 侧

两"爪"下按，十指着地；后腿屈膝，脚趾着地；前脚跟稍抬起；随后塌腰、挺胸、抬头、瞪目；动作稍停，目视前上方（图80、图80侧）。

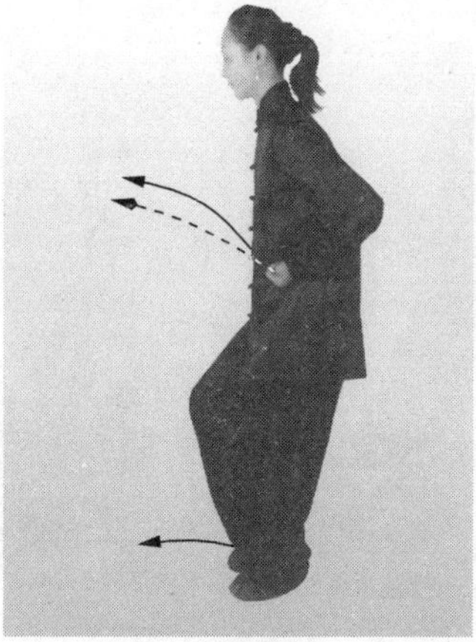

图 81

年老体弱者可俯身，两"爪"向前下按至左膝前两侧，顺势逐步塌腰、挺胸、抬头、瞪目。动作稍停。

动作四：起身，双手握固收于腰间章门穴；身体重心后移，左脚尖内扣约135°；身体重心左移；同时，身体右转180°，右脚收至左脚内侧成丁步（图81）。

右卧虎扑食势

右卧虎扑食势与左卧虎扑食势动作相同，惟方向

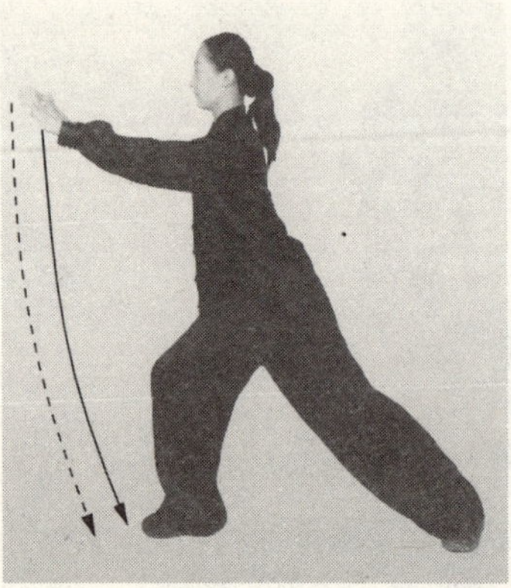

图　82 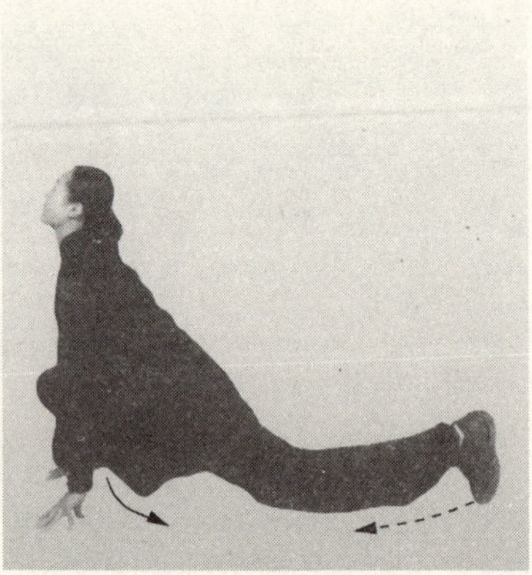　　　　　　　图　83

相反（图82、图83）。

动作要点

1. 用躯干的蠕动带动双手前扑绕环。

2. 抬头、瞪目时，力达指尖，腰背部成反弓形。

3. 年老和体弱者可根据自身状况调整动作幅度。

易犯错误

1. 俯身时耸肩，含胸，头晃动。

2. 做"虎爪"时，五指未屈或过屈。

纠正方法

1. 躯干直立，目视前上方。

2. 五指末端弯曲，力在指尖。

功理与作用

1. 中医认为"任脉❶为阴脉之海"，统领全身阴经之气。通过虎扑之势，身体的后仰，胸腹的伸展，可使任脉得以疏伸及调养，同时可以调和手足三阴之气。

2. 改善腰腿肌肉活动功能，起到强健腰腿的作用。

文献口诀

两足分蹲身似倾　　屈伸左右髋相更
昂头胸做探前势　　偃背腰还似砥平
鼻息调元均出入　　指尖著地赖支撑
降龙伏虎神仙事　　学得真形也卫生

第十一式　打躬势

动作一：接上式。起身，身体重心后移，随之身体转正；右脚尖内扣，脚尖向前，左脚收回，成开立姿势；同时，两手随身体左转放松，外旋，掌心向前，外展至侧平举后，两臂屈肘，两掌掩耳，十指扶按枕部，指尖相对，以两手食指弹拨中指击打枕部7

---

❶ 任脉：奇经八脉之一。起始于中极之下的会阴部分，上至毛际而入腹内，沿前正中线到达咽喉，上行颔下，循面部而进入目内。

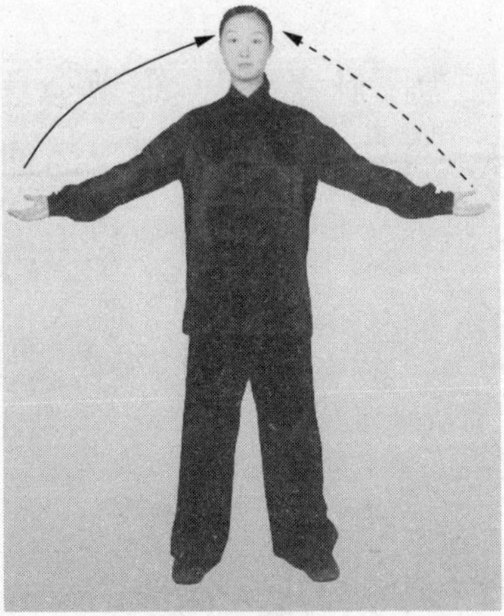

健身气功·易筋经

图 84

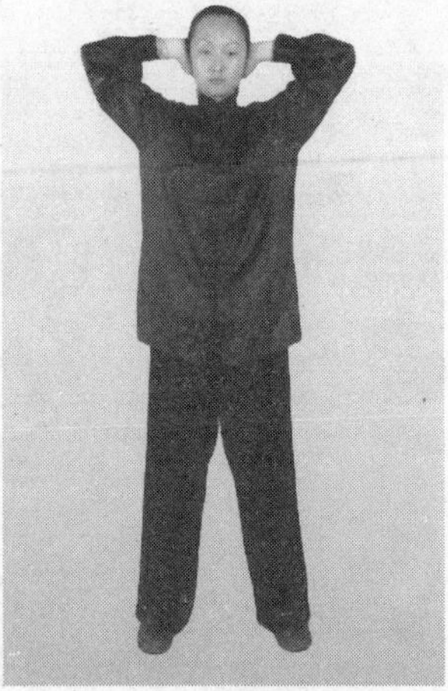

图 85

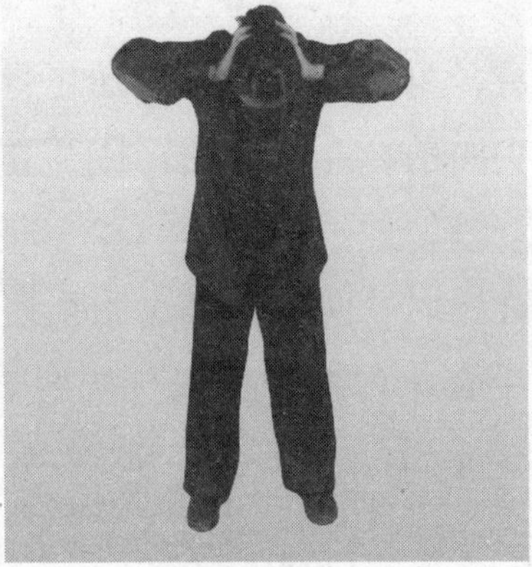

图 86

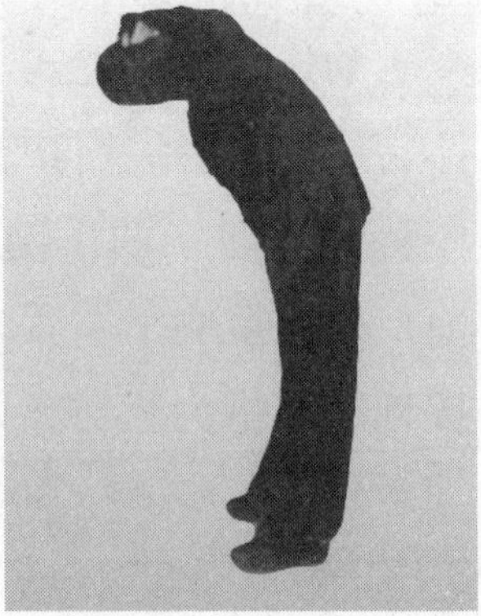

图 86 侧

76

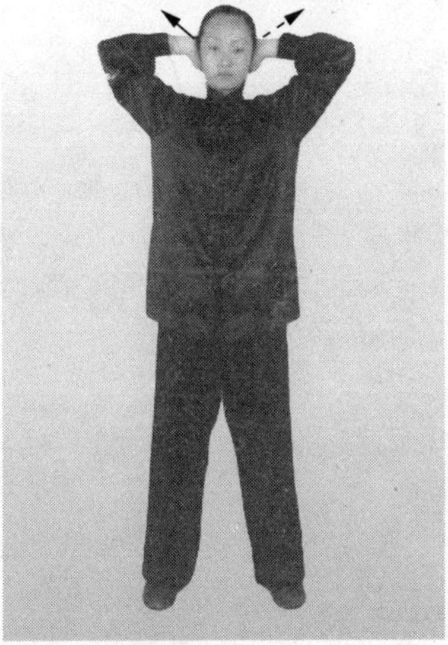

图 87

次（即鸣天鼓）；目视前下方（图84、图85）。

动作二：身体前俯由头经颈椎、胸椎、腰椎、骶椎，由上向下逐节缓缓牵引前屈，两腿伸直；目视脚尖，停留片刻（图86、图86侧）。

动作三：由骶椎至腰椎、胸椎、颈椎、头，由下向上依次缓缓逐节伸直后成直立；同时两掌掩耳，十指扶按枕部，指尖相对；目视前下方（图87）。

重复二至三动三遍，逐渐加大身体前屈幅度，并稍停。第一遍前屈小于90°，第二遍前屈约90°，第三遍

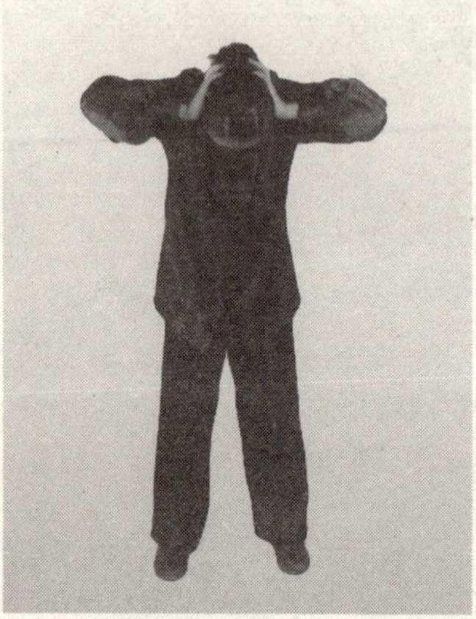

健身气功·易筋经

图 88 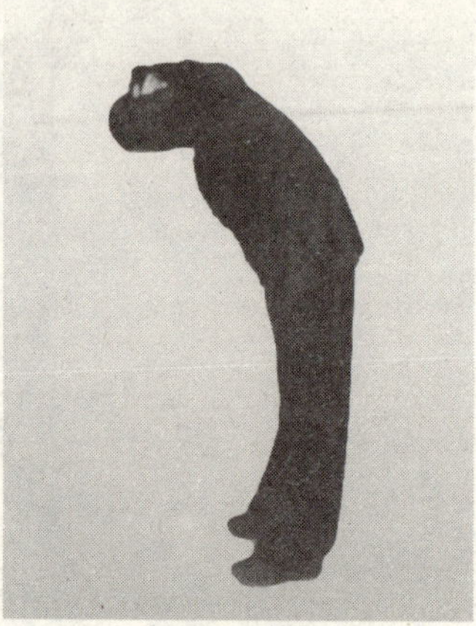　　　　　　　　图 88 侧

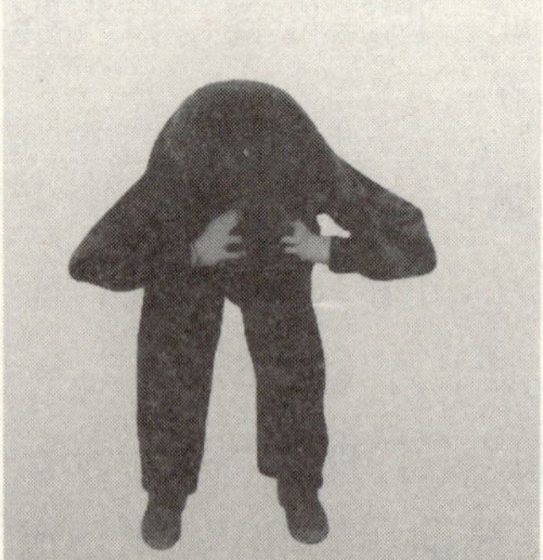

图 89 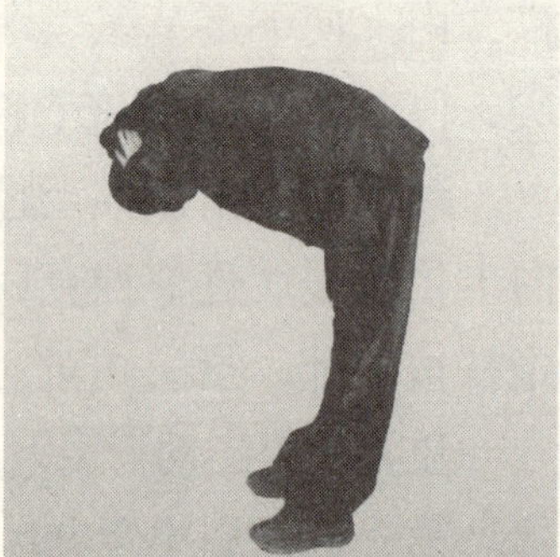　　　　　　　　图 89 侧

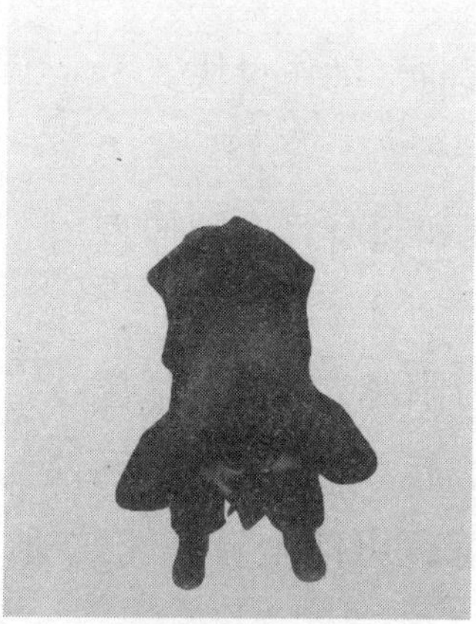

图 90 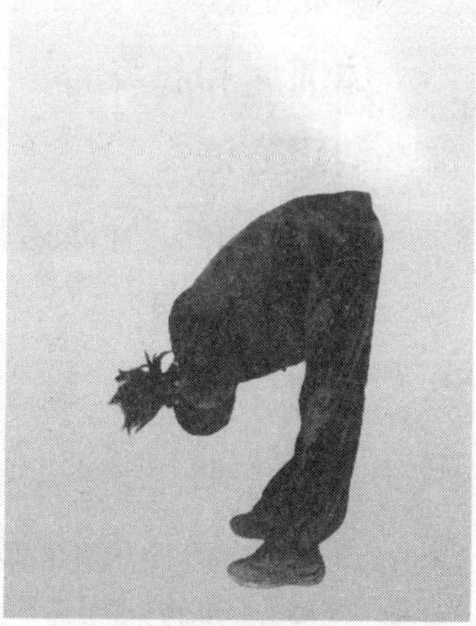　　　　　　图 90 侧

前屈大于 90°（图 88、图 88 侧、图 89、图 89 侧、图 90、图 90 侧）。年老体弱者可分别前屈约 30°，约 45°，约 90°。

动作要点

1. 体前屈时，直膝，两肘外展。

2. 体前屈时，脊柱自颈向前拔伸卷曲如勾；后展时，从尾椎向上逐节伸展。

3. 年老和体弱者可根据自身状况调整前屈的幅度。

易犯错误

体前屈和起身时,两腿弯曲,动作过快。

纠正方法

体松心静,身体缓缓前屈和起身,两腿伸直。

功理与作用

1. 中医认为"督脉❶为阳脉之海",总督一身阳经之气。通过头、颈、胸、腰、骶椎逐节牵引屈、伸,背部的督脉得到充分锻炼,可使全身经气发动,阳气充足,身体强健。

2. 可改善腰背及下肢的活动功能,强健腰腿。

3. "鸣天鼓"有醒脑、聪耳、消除大脑疲劳功效。

文献口诀

两手齐持脑	垂腰至膝间
头惟探胯下	口更啮牙关
舌尖还抵腭	力在肘双弯
掩耳聪教塞	调元气自闲

---

❶ 督脉:奇经八脉之一。起于胞中,下出会阴,经尾闾沿脊柱上行,至项后风池穴进入脑内,沿头部正中线经头顶、前额、鼻至龈交穴止。

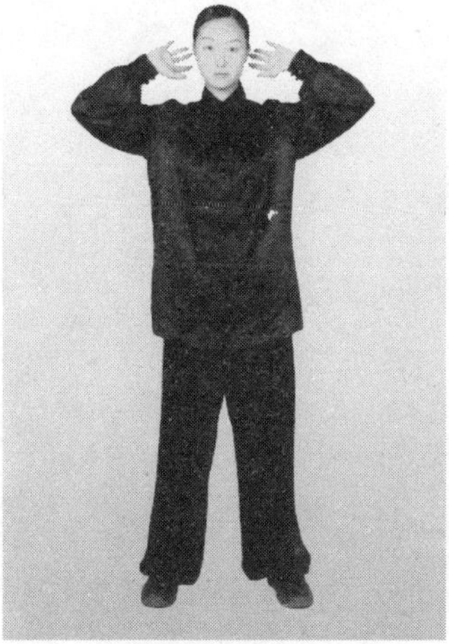

第四章 「健身气功·易筋经」动作说明

图 91

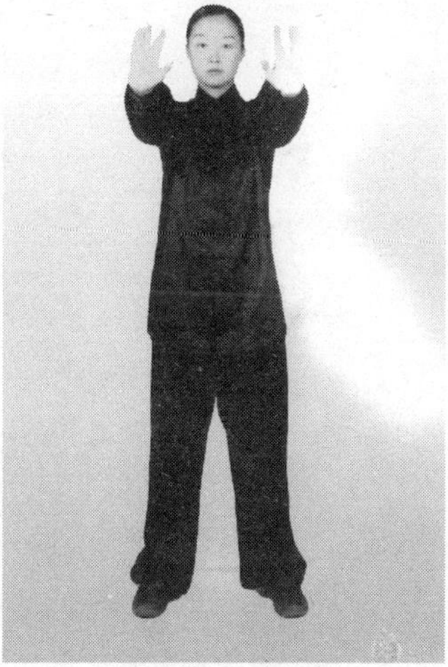

图 92

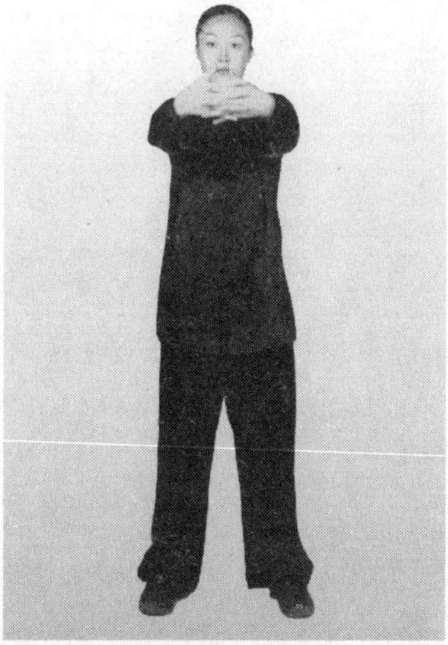

图 93

第十二式　掉尾势

接上式。起身直立后，两手猛然拔离开双耳（即拔耳）（图91）。手臂自然前伸，十指交叉相握，掌心向内（图92、图93）。屈

81

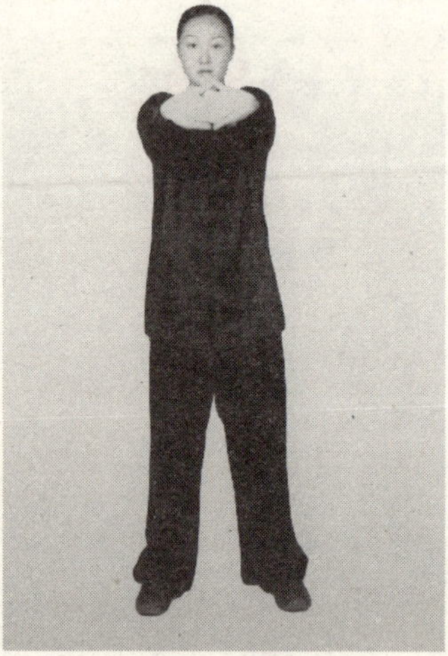

健身气功·易筋经

图 94

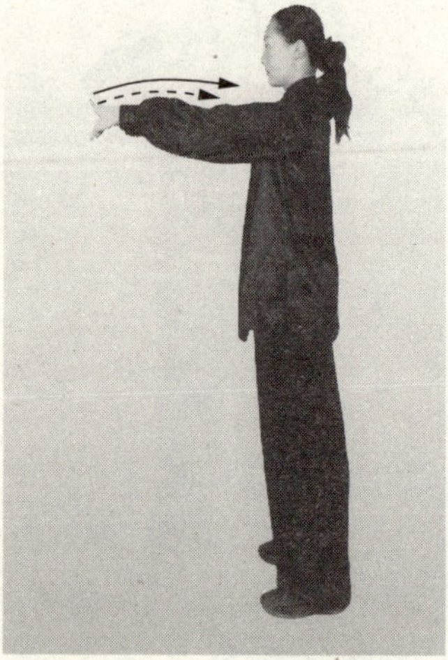

图 94 侧

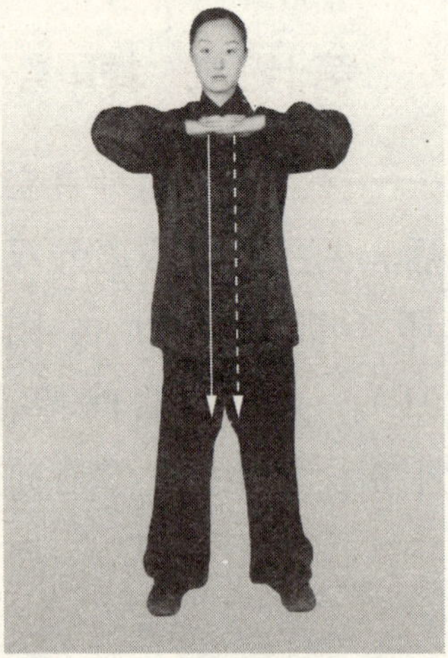

图 95

肘，翻掌前伸，掌心向外（图94、图94侧）。然后屈肘，转掌心向下内收于胸前；身体前屈塌腰、抬头，两手交叉缓缓下按；目视前方（图95、图96、图96侧）。年老

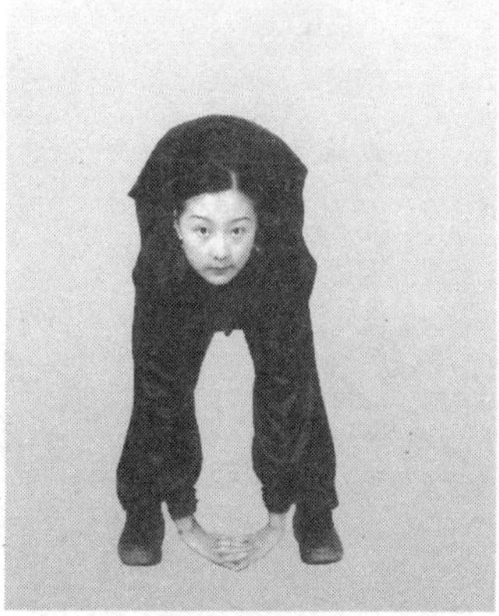

图 96

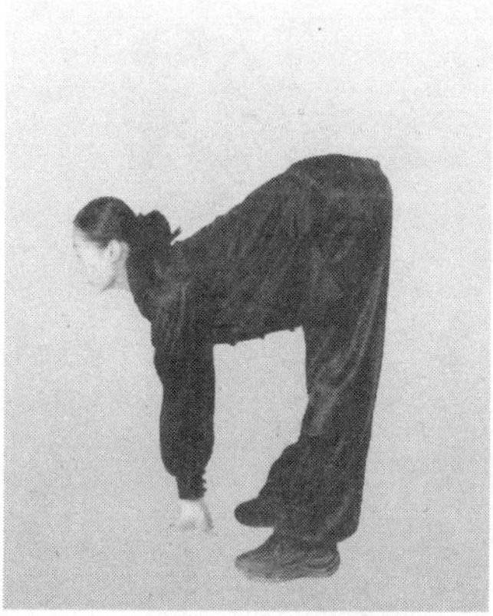

图 96 侧

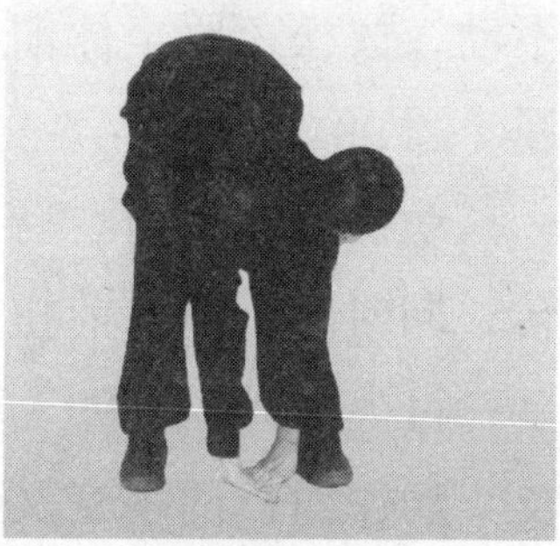

图 97

和体弱者身体前屈，抬头，两掌缓缓下按可至膝前。

动作一：头向左后转，同时，臀向左前扭动；目视尾闾❶（图97、图97侧）。

---

❶尾闾：在尾骶骨末节。

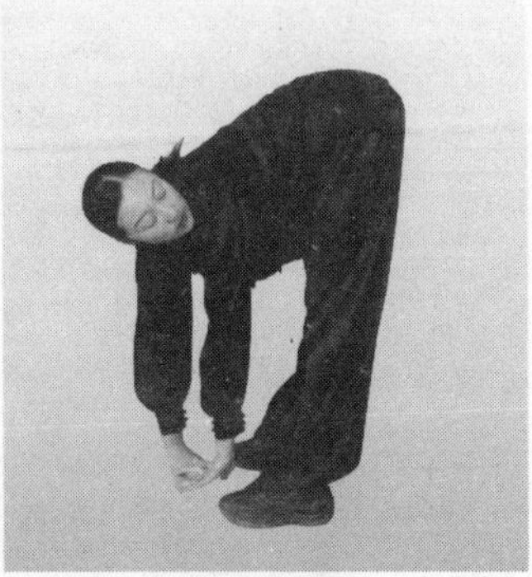

健身气功·易筋经

图 97 侧

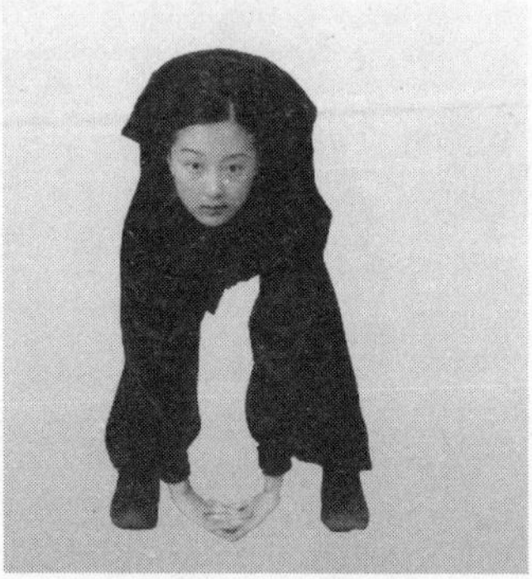

图 98

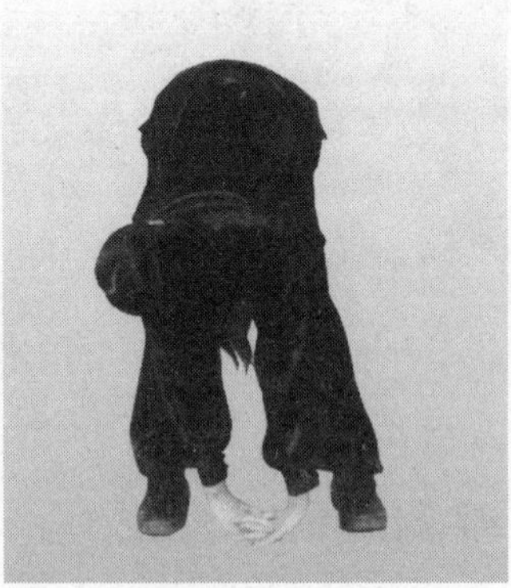

图 99

动作二：两手交叉不动，放松还原至体前屈（图98）。

动作三：头向右后转，同时，臀向右前扭动；目视尾闾（图99）。

动作四：两手交叉

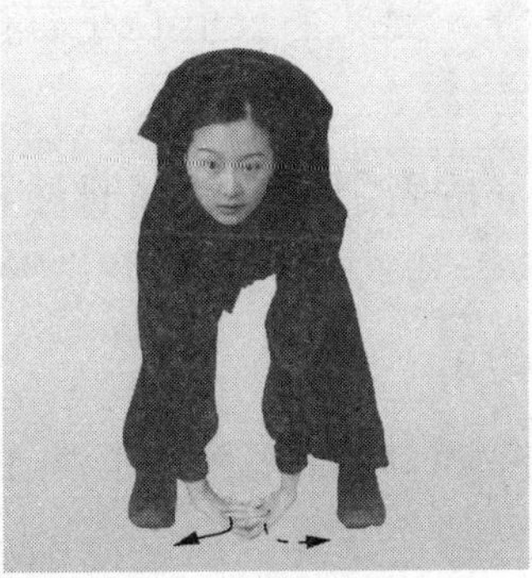

图 100

不动,放松还原至体前屈(图100)。

重复一至四动三遍。

动作要点

1. 转头扭臀时,头与臀部做相向运动。

2. 高血压、颈椎病患者和年老体弱者,头部动作应小而轻缓。另外,应根据自身情况调整身体前屈和臀部扭动的幅度和次数。

3. 配合动作,自然呼吸,意识专一。

易犯错误

摇头摆臀，交叉手及重心左右移动。

纠正方法

交叉手下按固定不动，同时注意体会同侧肩与髋相合。

功理与作用

1. 通过体前屈及抬头、掉尾的左右屈伸运动，可使任、督二脉及全身气脉在此前各势动作锻炼的基础上得以调和，练功后全身舒适、轻松。

2. 可强化腰背肌肉力量的锻炼，有助于改善脊柱各关节和肌肉的活动功能。

文献口诀

   膝直膀伸　　推手至地
   瞪目昂头　　凝神一志

收　势

动作一：接上式。两手松开，两臂外旋；上体缓缓直立；同时，两臂伸直外展成侧平举，掌心向上，随后两臂上举，肘微屈，掌心向下；目视前下

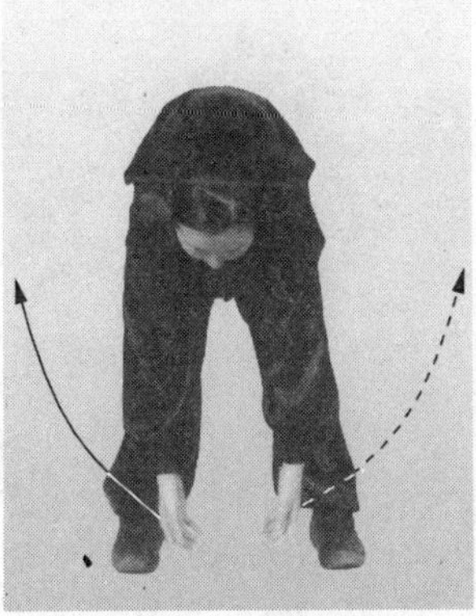

图 101

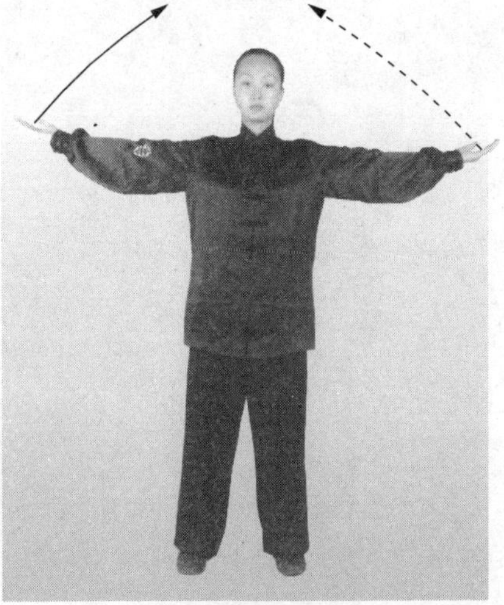

图 102

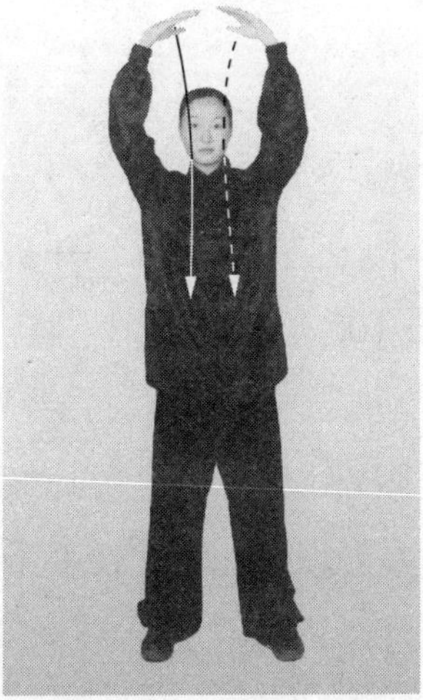

图 103

方（图101、图102、图103）。

动作二：松肩，屈肘，两臂内收，两掌经头、面、胸前下引至腹部，掌心向

图 104　　　　　　　图 105

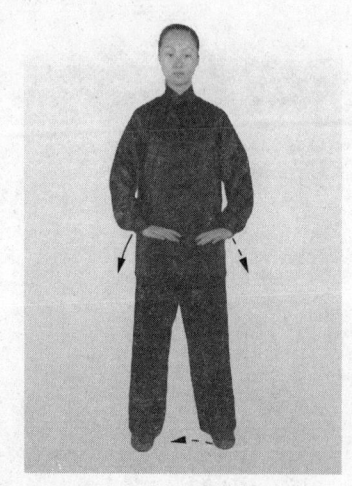

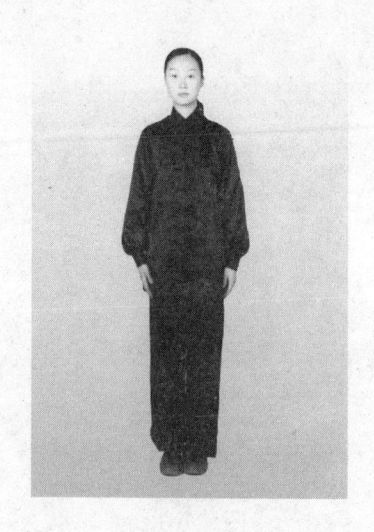

下；目视前下方（图104）。

重复一至二动三遍。

两臂放松还原，自然垂于体侧；左脚收回，并拢站立；舌抵上腭；目视前方（图105）。

动作要点

1. 第一、二次双手下引至腹部以后，意念继续下引，经涌泉穴❶入地。最后一次则意念随双手下

---

❶ 涌泉穴：在足底部，当对第二蹠骨间隙的中点凹陷处。

引至腹部稍停。

2. 下引时，两臂匀速缓缓下行。

易犯错误

两臂上举时仰头上视。

纠正方法

头正，目视前下方。

功理和作用

1. 通过上肢的上抱下引动作，可引气回归于丹田。

2. 起到调节全身肌肉、关节的放松。

参考文献

1. 健身气功培训教程.人民体育出版社，1999
2. 田学主.田氏脊柱疗法.世界图书出版西安公司，2001
3. 李经伟.中国传统健身养生图说.中国书店，1990
4. 郑建功.中国气功图说
5. 吕光荣.中国气功经典.人民体育出版社，1990
6. 丁继华.中国传统养生珍典.人民体育出版社，1999
7. 孔　德.易筋洗髓大全注解（专号）.《武当》杂志，1995
8. 释德虔.少林达摩易筋经图解.香港国际出版社，1997
9. 元·邱处机等编著、清·潘霨辑.颐身集·内功图说.人民卫生出版社，1982
10. 周稔丰、周明.易筋洗髓经.天津大学出版社，1994

11. 增演易筋洗髓内功图说（少林真本）第六卷. 学术期刊出版社, 1988

12. 少室山人. 少林寺武术百科全书. 京华出版社, 1995

13. 席裕康. 内外功图说辑要. 上海古籍出版社, 1990

14. 布华轩. 洗髓经. 山西人民出版社, 1984

15. 赵历生. 吐纳36式洗髓易筋经. 山东大学出版社, 1991

16. 马济人. 中和集·金丹大成集. 上海古籍出版社, 1989

17. 明·周履靖编集. 赤凤髓. 上海古籍出版社, 1989

18. 明·宗衡道人. 白话少林易筋经. 农村读物出版社, 1994

19. 《易筋经》编写小组编. 易筋经. 人民体育出版社, 1962

20. 张震寰. 中华气功大典. 团结出版社, 1995

21. 《中华文化通志》（体育志）. 上海人民出版社

22. 厉鼎禹. 易筋经与气功. 江苏科学技术出版社

23. 元·李鹏飞.三元延寿参赞书.上海古籍出版社,1990
24. 明·冷谦.修龄要旨.上海古籍出版社,1990
25. 明·王文录.医先.上海古籍出版社,1990
26. 明·袁黄.摄生三要.上海古籍出版社,1990
27. 明·陈继儒.养生肤语.上海古籍出版社,1990
28. 丁光迪.太清导引养生经.养性延命录.中医药出版社,1993
29. 陶弘景.养生导引秘籍.中国人民大学出版社,1990
30. 明·胡文焕校正、胡伯虎编.养生导引法.中医古籍出版社,1986
31. 周潜川.气功药饵疗法与救治偏差手术.山西人民出版社,1959

附录 穴位示意图

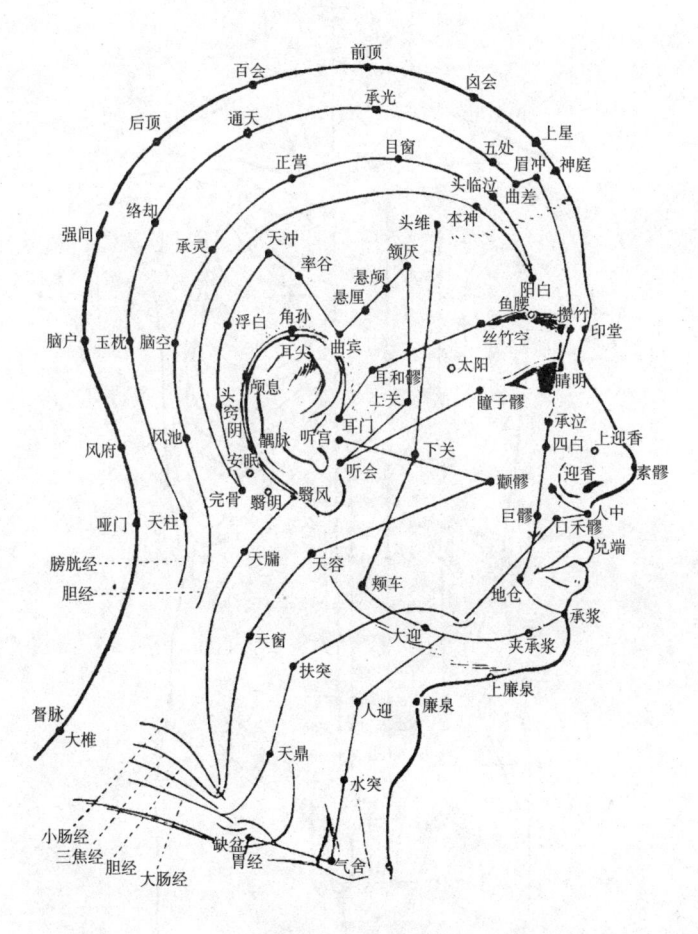

头面颈部穴示意图

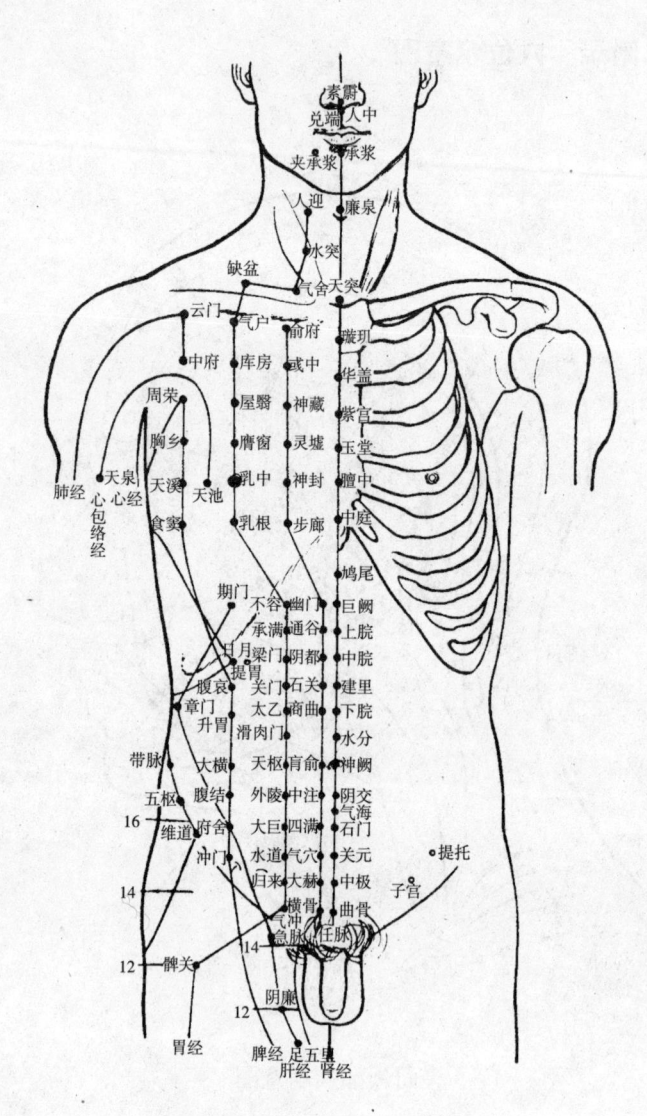

胸腹部穴（正面）示意图

肩背腰骶部穴示意图

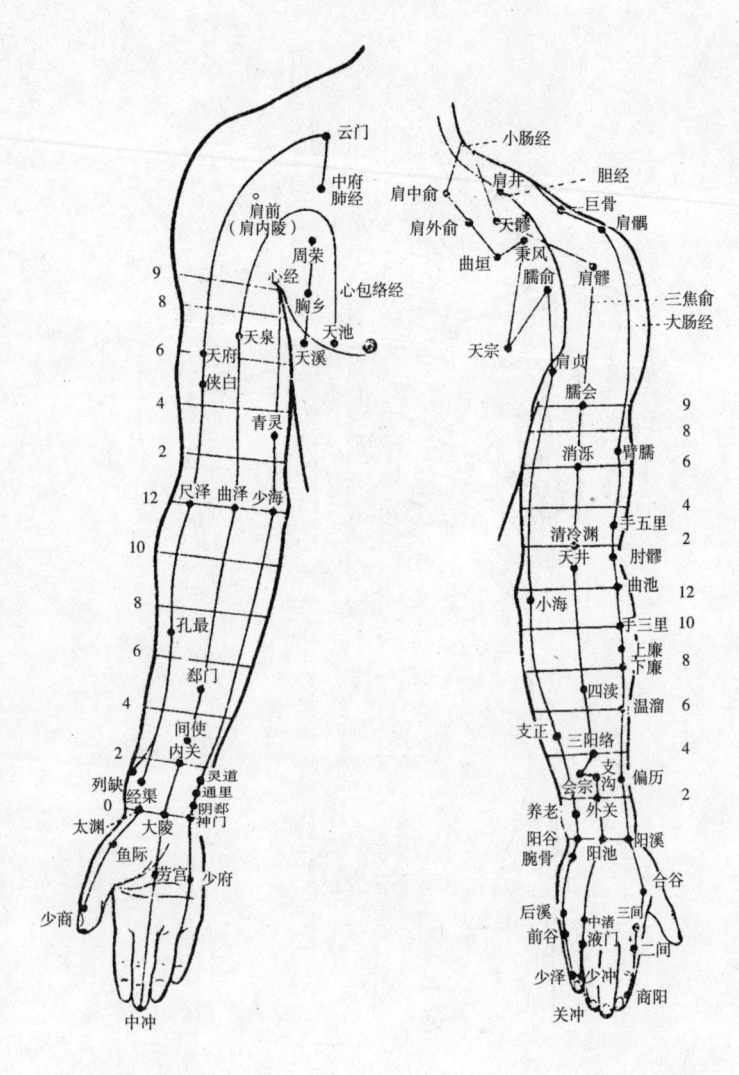

上肢掌侧面穴示意图　　上肢背侧面穴示意图

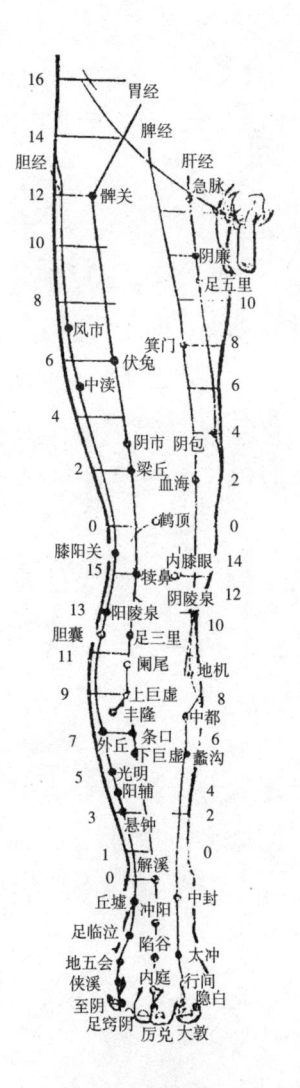

下肢前外侧面穴及内侧面穴示意图

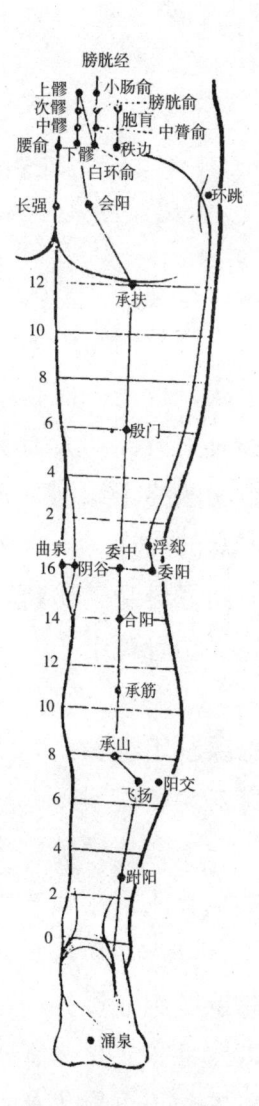

下肢后面穴示意图

后　　记

　　由体育部门组织编创健身气功新功法，是历史上的第一次，也是一次有益的尝试。在各级领导的高度重视和有关方面的大力支持下，经过一年多的辛勤努力，新功法终于编创完成，并取得了初步成果，受到广大群众的欢迎。

　　为做好健身气功新功法的编创工作，国家体育总局健身气功管理中心专门成立了总课题组和专家评审组。

总课题组组长：

周荔裳（国家体育总局健身气功管理中心
　　　　　特约研究员、人民体育出版社编审）

黄　伟（国家体育总局健身气功管理中心
　　　　　活动培训部主任）

总课题组成员：

石爱桥（武汉体育学院副教授）

邱丕相（上海体育学院教授）

蔡　俊（中国中医研究院西苑医院气功按摩科主任）
杨柏龙（北京体育大学副教授）
李兴东（国家体育总局健身气功管理中心副研究员）
王　毅（国家体育总局健身气功管理中心干部）
王春云（国家体育总局健身气功管理中心干部）
专家评审组组长：
冯理达（原海军总医院副院长、主任医师）
专家评审组副组长：
陶祖莱（中国科学院力学所研究员）
邱玉才（原国家体委群体司司长）
专家评审组成员（按姓氏笔画为序）：
王安利（北京体育大学运动医学教研室主任、教授）
王极盛（中国科学院心理研究所研究员）
吕光荣（云南中医学院副院长、教授）
刘天君（北京中医药大学教授）
刘俊骧（中国艺术研究院研究员）
汤慈美（中国科学院心理研究所研究员）
孙福立（中国中医研究院西苑医院研究员）
吴立民（中国佛教文化研究所所长、研究员）
邱丕相（上海体育学院教授）
邱宜钧（武汉体育学院教授）
宋天彬（北京中医药大学教授）

陈星桥（中国佛教协会《法音》杂志编辑）

胡孚琛（中国社会科学院哲学所研究员）

柳若松（西安体育学院教务处主任兼科研处处长）

顾平旦（中国艺术研究院研究员）

郭善儒（原天津理工学院副院长、教授）

总课题组和专家评审组成员来自多个学科，在不同领域里都具有较高的造诣和威望。更难能可贵的是，他们对健身气功事业抱有深厚的感情，对健身气功有着独到的见解。在编创工作中，他们始终热情高涨，积极参与，坦诚以待，为新功法的编创作出了不可磨灭的贡献。在此，向他们表示崇高的敬意和诚挚的感谢。

武汉体育学院承担了编创"健身气功·易筋经"的任务。课题组负责人为石爱桥。参与功法动作编创人员有石爱桥、项汉平、张明亮、雷斌，课题组其他成员还有陈晴、王广兰、李安民、罗鹰翔、穆正军、高力。在创编和试验中，得到了河南省体育局和洛阳市体育局、湖北省体育局、武汉体育学院、武汉市科普养生学校以及洛阳铁路分局、洛阳电信局、洛阳市王城公园、西工公园、洛浦公园等单位和有关人员的支持和协作，在此深表衷心的感谢。

由于时间仓促，条件所限，本书还有一些不尽如人意之处，欢迎大家批评指正，以便进一步修改完善，使其更好地为群众强身健体服务。

编 者
2003年3月